儿童
成长
管理

健康管理

蒋竞雄给中国父母的儿童保健必修课

蒋竞雄◎著

天津出版传媒集团

天津科学技术出版社

图书在版编目（CIP）数据

健康管理：蒋竞雄给中国父母的儿童保健必修课 /
蒋竞雄著 . -- 天津：天津科学技术出版社，2021.7
ISBN 978-7-5576-9411-1

Ⅰ.①健… Ⅱ.①蒋… Ⅲ.①儿童 - 保健 - 普及读物
Ⅳ.① R179-49

中国版本图书馆 CIP 数据核字 (2021) 第 109720 号

健康管理：蒋竞雄给中国父母的儿童保健必修课
JIANKANG GUANLI：JIANG JINGXIONG GEI ZHONGGUO
FUMU DE ERTONG BAOJIAN BIXIUKE
责任编辑：胡艳杰

出　　版：天津出版传媒集团
　　　　　 天津科学技术出版社
地　　址：天津市西康路 35 号
邮　　编：300051
电　　话：（022）23332695
网　　址：www.tjkjcbs.com.cn
发　　行：新华书店经销
印　　刷：三河市信达兴印刷有限公司

开本 880×1230　1/32　印张 9　字数 200 000
2021 年 7 月第 1 版第 1 次印刷
定价：49.80 元

前 言
PREFACE

诺贝尔说:"生命,那是自然赋予人类去雕琢的宝石。"

对孩子来说,父母就是他们生命最初的雕刻者。孩子能否成为璀璨夺目、熠熠生辉的宝石,能否拥有健康的体魄、聪慧的头脑,在于先天的本质,更在于父母的精雕细琢。

育儿从来就不是一件简单的事情,从孩子呱呱坠地到牙牙学语,从满地乱爬到与小朋友嬉戏打闹,孩子的成长路上,父母要操心的事简直太多太多了。随口一说,就有很多,如:

我家孩子每天的营养够吗?我家孩子为什么吃不下?我家孩子长高的速度正常吗?我家的孩子为什么不如别人家的孩子高呢?我们做父母的长得不高,我家孩子的个头就不可能太高吗?

我家孩子的牙齿长得是早了还是晚了?孩子为何会患龋齿?患了龋齿怎么办?我家孩子怎么还不换牙呢?我家孩子新换的牙

怎么发黄呢？

我们都是近视，我家孩子将来是不是也会近视？该怎么保护我家孩子的视力？我们都能为孩子的眼睛做哪些事？

我家孩子现在的体重稍高一些，长大后会瘦下来吗？孩子需要减重吗？孩子要怎样才能健康减重呢？

我家孩子为什么会经常生病？是因为免疫力差吗？怎样才能增强孩子的免疫力呢？

…………

孩子的健康，是每对父母都时刻挂在心上的大问题。

从人生伊始，父母就会在孩子的健康管理上下很大功夫，为他们打下一个好的健康基础，同时也会培养孩子拥有良好的自我健康管理理念，从而给孩子未来的人生路打下了最坚实的基础。

针对孩子成长路上最需要多加关注的一些成长问题、健康问题，主要集中在身高促进、牙齿保健、视力养护、体重管理、免疫力提升这五大方面，再加上一些常见疾病的防治，本书做了全面汇总，并给出了相应的解决方案；力求把先进的、科学的育儿理念传递给新手父母们，让每对父母都能更好地了解自己孩子的生理和心理特点，更精准地读懂孩子的诉求，做到科学育儿、健康育儿，让每个孩子都有一个健康健美的体魄。

希望每一位父母都能关注孩子起步时的营养、锻炼、生活方式的选择和培养，掌握更多的育儿知识，帮助孩子实现健康一生的长远目标。

目 录
CONTENTS

第一章

身高促进：长高并非完全不可控

第二章

牙齿保健：健康牙齿需要保护

视力养护：好视力来自科学养护

体重管理：塑造孩子健康体态

第五章

免疫力提升：增强孩子抗病能力

第六章

常见病防治：呵护孩子健康成长

第一章

身高促进：长高并非完全不可控

身高是一个健康指标。联合国儿童基金会 2015 年关于全球儿童营养问题框架中描述的儿童健康远期指标中，第一个提到的就是成年身高。世界卫生组织设定的 2012—2025 年全球六大营养目标中，第一个提到的也是儿童身高的目标。

身高促进不是梦，通过定期监测身高、体重和骨龄，个性化评价生长发育状态；科学合理地进行干预，可以极大地提高实现理想身高的可能性。

遗传：不是身高的决定性因素

坊间有一种说法："爹矬矬一个，娘矬矬一窝。"那么，这种传言因何而起，又是否具有科学依据呢？这一节，我就带大家了解一下遗传对身高的影响。

1. 身高受父母双方遗传因素的影响

影响身高的一个重要基因叫 Shox 基因，此基因存在于 X 染色体上，对身高有较大影响。如果这个基因表达较弱或者缺失，那么这会在很大程度上阻碍孩子身高的生长。

一般来说，女性的一对性染色体是两条大小、形态相似的 X 染色体，男性则 X、Y 染色体各有一条。所以人们一般认为母亲的身高对孩子影响更大。

但事实上，孩子的身高能够长到什么水平，要受父母双方遗传因素的共同影响。

关于遗传因素对孩子身高的影响，针对男孩和女孩各有一个公式：

男孩身高（厘米）=[父亲身高（厘米）+母亲身高（厘米）+12]/2±6.5（厘米）

女孩身高（厘米）=[父亲身高（厘米）+母亲身高（厘米）-12]/2±6.5（厘米）

注：公式中 12 这个数值，是成年男女平均身高的差值。我国 18 岁以上男性的平均身高是 172.7 厘米，18 岁以上女性的平均身高是 160.6 厘米，二者相差 12.1 厘米。因此，有的遗传身高计算公式中，将这个系数的数值确定为 12 厘米。

这样计算出来的遗传身高是平均值，在这个平均值上下 6.5 厘米的范围内，都属于遗传身高的正常范围。

如：父亲身高 166 厘米，母亲身高 155 厘米，他们有一男一女两个孩子。

那么，男孩成年后的身高范围应该在 160 厘米至 173 厘米之间，从最低值到最高值有 13 厘米的差距；女孩成年后的身高范围应该在 148 厘米至 161 厘米之间，从最低值到最高值也有 13 厘米的差距。

如果我们做好后天的身高管理，那么男孩完全有可能长到 173 厘米，女孩也可以长到 161 厘米，这样的身高在我国成年人当中都属于中等水平的身高了。

反之，如果不注意身高管理，那么男孩也可能只有 160 厘米，女孩只有 148 厘米，这样的身高就不那么理想了。

我问过很多家长，很少有人愿意自己孩子的成年身高低于遗传身高。一般都希望男孩超过爸爸的身高，女孩超过妈妈的身高。

2017 年夏季，中国儿童少年基金会做了一项线上调查，调查了近万名 0 ～ 6 岁儿童的家长，其中的一项调查结果显示，家长对孩子的平均期望身高在平均遗传身高之上 6 厘米。

要想让孩子的成年身高超过平均遗传身高，一定离不开后天的保健干预。

2. 不是父母长得高，孩子就一定高

作为一名儿童保健专业人员，我研究了很多相关资料，也做了很多临床上的观察研究，发现遗传因素对孩子身高的影响只占 30% 左右，另外 70% 是环境因素的作用。

我的朋友小安是一家跨国公司的白领，她有两个如花似玉的女儿。小安两口子个子都挺高，觉得两个女儿长高是理所当然的。

有一次，我去她家做客，见到了她的两个女儿。

出于职业习惯，我的手提包里总会带着一份我国《0 ～ 18 岁儿童青少年身高、体重百分位数值表》，逮谁都想给人家孩子评价一下身高。这次也不例外，我根据两个孩子的身高体重，对照数值表帮她们进行评价。

0 ～ 18 岁儿童青少年身高、体重百分位数值表（男）

首都儿科研究所生长发育研究室制作

年龄	3rd 身高(cm)	3rd 体重(kg)	10th 身高(cm)	10th 体重(kg)	25th 身高(cm)	25th 体重(kg)	50th 身高(cm)	50th 体重(kg)	75th 身高(cm)	75th 体重(kg)	90th 身高(cm)	90th 体重(kg)	97th 身高(cm)	97th 体重(kg)
出生	47.1	2.62	48.1	2.83	49.2	3.06	50.4	3.32	51.6	3.59	52.7	3.85	53.8	4.12
2 月	54.6	4.53	55.9	4.88	57.2	5.25	58.7	5.68	60.3	6.15	61.7	6.59	63.0	7.05
4 月	60.3	5.99	61.7	6.43	63.0	6.90	64.6	7.45	66.2	8.61	67.6	8.61	69.0	9.20
6 月	64.0	6.80	65.4	7.28	66.8	7.80	68.4	8.41	70.0	9.07	71.5	9.70	73.3	10.37
9 月	67.9	7.56	69.4	8.09	70.9	8.66	72.6	9.33	74.4	10.06	75.9	10.75	77.5	11.49
12 月	71.5	8.16	73.1	8.72	74.7	9.33	76.5	10.05	78.4	10.83	80.1	11.58	81.8	12.37
15 月	74.4	8.68	76.1	9.27	77.8	9.91	79.8	10.68	81.8	11.51	83.6	12.3	85.4	13.15
18 月	76.9	9.19	78.7	9.81	80.6	10.48	82.7	11.29	84.8	12.16	86.7	13.01	88.7	13.90
21 月	79.5	9.71	81.4	10.37	83.4	11.08	85.6	11.93	87.9	12.86	90.0	13.75	92.0	14.70
2 岁	82.1	10.22	84.1	10.90	86.2	11.65	88.54	12.5	90.9	13.51	93.1	14.46	95.3	15.46
2.5 岁	86.4	11.11	88.6	11.85	90.8	12.66	93.3	13.64	95.59	14.70	98.2	15.73	100.53	16.8
3 岁	89.7	11.94	91.9	12.74	94.2	13.61	96.8	14.65	99.4	15.80	101.8	16.92	104.1	18.12
3.5 岁	93.4	17.73	95.7	13.58	98.0	14.51	100.6	15.63	103.2	16.86	105.7	18.08	108.1	19.38
4 岁	96.7	13.52	99.1	14.43	101.4	16.6	104.1	16.64	106.9	17.98	109.3	19.29	111.8	20.71
4.5 岁	100.0	14.37	102.4	15.35	104.9	16.43	107.7	17.75	110.5	19.22	113.1	20.67	115.7	22.24
5 岁	103.3	15.26	105.8	16.33	108.4	17.52	111.3	18.98	114.2	20.61	116.9	22.23	119.6	24.00
5.5 岁	106.4	16.09	109.0	17.26	111.7	18.56	114.7	20.18	117.7	21.98	120.5	23.81	123.3	25.81
6 岁	109.1	16.80	111.8	18.06	114.6	19.49	117.7	21.26	120.9	23.26	123.7	25.29	126.6	27.55
6.5 岁	111.7	17.53	114.5	18.92	117.4	20.49	120.7	22.45	123.9	24.70	126.9	27.00	129.9	29.57
7 岁	114.6	18.48	117.6	20.04	120.6	21.81	124.0	24.06	127.4	26.66	130.5	29.35	133.7	32.41
7.5 岁	117.4	19.43	120.5	21.17	123.6	23.16	127.1	25.72	130.7	28.70	133.9	31.84	137.2	35.45
8 岁	119.9	20.32	123.1	22.24	126.3	24.46	130.0	27.33	133.7	30.71	137.1	34.31	140.4	38.49
8.5 岁	122.3	21.18	125.6	23.28	129.0	25.73	132.7	28.9	136.6	32.69	140.1	36.74	143.6	41.49
9 岁	124.6	22.04	128.0	24.31	131.4	26.98	135.4	30.46	139.3	34.61	142.9	39.08	146.5	44.35
9.5 岁	126.7	22.95	130.3	25.42	133.9	28.31	137.9	32.09	142.0	36.61	145.7	41.49	149.4	47.24
10 岁	128.7	23.89	132.3	26.55	136.0	29.66	140.2	33.74	144.4	38.61	148.2	43.85	152.0	50.01
10.5 岁	130.7	24.96	134.5	27.83	138.3	31.20	142.6	35.58	147.0	40.81	150.9	46.40	154.9	52.93
11 岁	132.9	26.21	136.8	29.33	140.8	32.97	145.3	37.69	149.9	43.27	154.0	49.20	158.1	56.07
11.5 岁	135.3	27.59	139.5	30.97	143.7	34.91	148.4	39.98	153.1	45.94	157.4	52.21	161.7	59.40
12 岁	138.1	29.09	142.5	32.77	147.0	37.03	151.9	42.49	157.0	48.86	161.5	55.50	166.0	63.04
12.5 岁	141.1	30.74	145.7	34.71	150.4	39.29	155.6	45.13	160.8	51.89	165.5	58.90	170.2	66.81
13 岁	145.0	32.82	149.6	37.04	154.3	41.90	159.5	48.08	164.8	55.21	169.5	62.57	174.2	70.83
13.5 岁	148.8	35.03	153.3	39.42	157.9	44.45	163.0	50.85	168.1	58.21	172.7	65.80	177.2	74.33
14 岁	152.3	37.36	156.7	41.80	161.0	46.90	165.9	53.37	170.7	60.83	175.1	68.53	179.4	77.20
14.5 岁	155.3	39.53	159.4	43.94	163.6	49.00	168.2	55.43	172.9	62.86	176.9	70.55	181.0	79.24
15 岁	157.5	41.43	161.4	45.77	165.4	50.75	169.8	57.08	174.2	64.40	178.2	72.00	182.0	80.60
15.5 岁	159.1	43.05	162.9	47.31	166.7	52.19	171.0	58.39	175.2	65.57	179.1	73.03	182.8	81.49
16 岁	159.9	44.28	163.6	48.47	167.4	53.26	171.6	59.35	175.8	66.40	179.5	73.73	183.2	82.05
16.5 岁	160.5	45.30	164.2	49.42	167.9	54.13	172.1	60.12	176.2	67.05	179.9	74.25	183.5	82.44
17 岁	160.9	46.04	164.5	50.11	168.2	54.22	172.3	60.68	176.4	67.51	180.1	74.62	183.7	82.70
18 岁	161.3	47.01	164.9	51.02	168.6	55.60	172.7	61.40	176.7	68.11	180.4	75.08	183.9	83.00

0～18岁儿童青少年身高、体重百分位数值表（女）

年龄	3rd 身高(cm) 体重(kg)	10th 身高(cm) 体重(kg)	25th 身高(cm) 体重(kg)	50th 身高(cm) 体重(kg)	75th 身高(cm) 体重(kg)	90th 身高(cm) 体重(kg)	97th 身高(cm) 体重(kg)
出生	46.6 2.57	47.5 2.76	48.6 2.96	49.7 3.21	50.9 3.49	51.9 3.75	53.0 4.04
2月	53.4 4.21	54.7 4.50	56.0 4.82	57.4 5.21	58.9 5.64	60.2 6.06	61.6 6.51
4月	59.1 5.55	60.3 5.93	61.7 6.34	63.1 6.83	64.6 7.37	66.0 7.90	67.4 8.47
6月	62.5 6.34	63.9 6.76	65.2 7.21	66.8 7.77	68.4 8.37	69.8 8.96	71.2 9.59
9月	66.4 7.11	67.8 7.58	69.3 8.08	71.0 8.69	72.8 9.36	74.3 10.01	75.9 10.71
12月	70.0 7.70	71.6 8.20	73.2 8.74	75.0 9.40	76.8 10.12	78.5 10.82	80.2 11.57
15月	73.2 8.22	74.9 8.75	76.6 9.33	78.5 10.02	80.4 10.79	82.2 11.53	84.0 12.33
18月	76.0 8.73	77.7 9.29	79.5 9.91	81.5 10.65	83.6 11.46	85.5 12.55	87.4 13.11
21月	78.5 9.26	80.4 9.86	82.3 10.51	84.4 11.30	86.6 12.17	88.6 13.01	90.7 13.93
2岁	80.9 9.76	82.9 10.39	84.9 11.08	87.2 11.92	89.6 12.84	91.7 13.74	93.9 14.71
2.5岁	85.2 10.65	87.4 11.35	89.6 12.12	92.1 13.05	94.6 14.07	97.0 15.08	99.3 16.16
3岁	88.6 11.50	90.8 12.27	93.1 13.11	95.6 14.13	98.2 15.25	100.5 16.36	102.9 17.55
3.5岁	92.4 12.32	94.6 13.14	97.0 14.05	99.4 15.16	102.0 16.38	104.4 17.59	106.8 18.89
4岁	95.8 13.10	98.1 13.99	100.4 14.97	103.1 16.17	105.7 17.50	108.2 18.81	110.6 20.24
4.5岁	99.2 13.89	101.5 14.85	104.0 15.92	106.7 17.22	109.5 18.66	112.1 20.10	114.7 21.67
5岁	102.3 14.64	104.8 15.68	107.3 16.84	110.2 18.26	113.1 19.83	115.7 21.41	118.4 23.14
5.5岁	105.4 15.39	108.0 16.52	110.6 17.78	113.5 21.06	116.5 21.06	119.3 22.81	122.0 24.72
6岁	108.1 16.10	110.8 17.32	113.5 18.68	116.6 20.37	119.7 22.27	122.5 24.19	125.4 26.30
6.5岁	110.6 16.80	113.4 18.12	116.2 19.60	119.4 21.44	122.7 23.51	125.6 25.62	128.6 27.96
7岁	113.3 17.58	116.2 19.01	119.2 20.62	122.5 22.64	125.9 24.94	129.0 27.28	132.1 29.89
7.5岁	116.0 18.39	119.0 19.95	122.1 21.71	125.6 23.93	129.1 26.48	132.3 29.08	135.5 32.01
8岁	118.5 19.20	121.6 20.89	124.9 22.81	128.5 25.25	132.1 28.05	135.4 30.95	138.7 34.23
8.5岁	121.0 20.25	124.2 21.88	127.6 23.99	131.3 26.67	135.1 29.77	138.5 33.00	141.9 36.69
9岁	123.3 20.93	126.7 22.93	130.2 25.23	134.1 28.19	138.0 31.63	141.6 35.26	145.1 39.41
9.5岁	125.7 21.89	129.3 24.08	132.9 26.61	137.0 29.87	141:1 33.72	144.8 37.79	148.5 42.51
10岁	128.3 22.98	132.1 25.36	135.9 28.15	140.1 31.76	144.4 36.05	148.2 40.63	152.0 45.97
10.5岁	131.1 24.22	135.0 26.80	138.9 29.84	143.3 33.80	147.7 38.53	151.6 43.61	155.6 49.59
11岁	134.2 25.74	138.2 28.53	142.2 31.81	146.6 36.10	151.1 41.24	155.2 46.78	159.2 53.33
11.5岁	137.2 27.43	141.2 30.29	145.2 33.86	149.7 38.40	154.1 43.85	158.2 49.73	162.1 56.67
12岁	140.2 29.33	144.1 32.42	148.0 36.04	152.4 40.77	156.7 46.42	160.7 52.49	164.5 59.64
12.5岁	142.9 31.22	146.6 34.39	150.4 38.09	154.6 42.89	158.8 48.60	162.6 54.71	166.3 61.86
13岁	145.0 33.09	148.6 36.29	152.2 40.00	156.3 44.79	160.3 50.45	164.0 56.46	167.6 63.45
13.5岁	146.7 34.82	150.2 38.01	153.7 41.69	157.6 46.42	161.6 51.97	165.1 57.81	168.6 64.55
14岁	147.9 36.38	151.3 39.55	154.8 43.19	158.6 47.83	162.4 53.23	165.9 58.88	169.3 65.36
14.5岁	148.9 37.71	152.2 40.84	155.6 44.43	159.4 48.97	163.1 54.23	166.5 59.70	169.8 65.93
15岁	149.5 38.73	152.8 41.83	156.1 45.36	159.8 49.82	163.5 54.96	166.8 60.28	170.1 66.30
15.5岁	149.9 39.51	153.1 42.58	156:5 46.06	160.1 50.45	163.8 55.49	167.1 60.69	170.4 66.55
16岁	149.8 39.96	153.1 43.01	156.4 46.47	160.1 50.81	163.8 55.79	167.1 60.91	170.4 66.69
16.5岁	149.9 40.29	153.2 43.33	156.5 46.76	160.2 51.07	163.9 56.01	167.1 61.07	170.4 66.78
17岁	150.1 40.44	153.4 43.47	156:7 46.90	160.3 51.20	164.0 56.11	167.3 61.15	170.5 66.82
18岁	150.4 40.71	153.7 43.73	157.0 47.14	160.6 51.41	164.2 56.28	167.5 61.28	170:7 66.89

注：①根据 2005 年九省/市儿童体格发育调查数据研究制定；②3 岁以前为身长；参考文献：中华儿科杂志，2009 年 7 期。

说明：此表是采集全国九省市儿童普查数据制作而成的。左侧是年龄，3rd 为 100 个正常孩子的倒数第 3 名，10th 为 100 个正常孩子的倒数第 10 名，25th 为 100 个正常孩子的倒数第 25 名，50th 为 100 个正常孩子的中等水平，75th 为 100 个正常孩子的前 25 名，90th 为 100 个正常孩子的前 10 名，97th 为 100 个正常孩子的前 3 名。如果确定你孩子现在的身高水平在哪个百分位数水平，就可以参考 18 岁时相应百分位数水平的身高，再根据现在的营养水平来预测孩子长到 18 岁时的身高。

小安大女儿 15 岁，身高 168 厘米，处于 90 百分位；体重 51 千克，处于 50 百分位，属于苗条身材；小女儿 11 岁半，身高 147 厘米，处于 25～50 百分位；体重 40 千克，处于 50～75 百分位，属于粗壮型身材。

我提醒小安，需要关注小女儿的身高问题了。

小安一脸的不以为然，她认为，她和丈夫都是高个子，大女儿个子也高，所以小女儿不可能矮的，可能属于晚长的类型。

我告诉她，一个人的身高并不完全是由遗传因素决定的，还要受后天因素的影响，比如饮食、运动、睡眠、情绪等，都可能会影响孩子的身高。另外，粗壮型的孩子，身高早长的可能性比较大。

在我的建议下，小安及时带小女儿去医院拍了手骨片。

根据手骨片判断，孩子的骨龄已经 11.8 岁了，预测成年身高只有 154 厘米，并且已经长出了籽骨。

我告诉小安，孩子长高的空间已经不多了，只能尽力而为，于是我帮忙给孩子制订了一个适宜的身高管理方案。

籽骨在孩子大拇指下面手掌骨的内侧，是一块小圆骨头。这块骨头在青春期之前是没有的，一旦出现，女孩子一年左右就会出现初潮。女孩子一旦出现月经初潮，身高很快就会停止发育。

如果小安能够早一点儿关注孩子的身高问题，及时采取应对措施，而不是想当然地认为孩子一定会继承父母的大高个儿，那么孩子的身高可能会发育得更好。

骨龄：关系孩子的长高时间与程度

说到关系孩子长高的时间与程度的最直接影响因素，就要看孩子的骨龄了。

1. 从什么是骨龄说起

什么是骨龄呢？简单来说，就是骨头发育的年龄。

从孩子出生开始，骨龄便随着身高每年增长。骨龄达到一个年龄段后，骨骼就会停止生长，孩子的身高也就基本上封顶了。

不同性别的孩子，身高停止生长的骨龄不一样。一般男孩的骨龄达到 16 岁，女孩的骨龄达到 14 岁，身高就不再长了。

很多孩子的骨龄和实际年龄都是不一致的。每过一年，孩子的实际年龄长了一岁，但是骨龄长多少，每个孩子都是不一样的。有的孩子，一年的时间长一岁的骨龄；有的孩子，一年的时间可能长不到一岁的骨龄；也有的孩子，一年的时间会长超过一岁的骨龄。

（1）骨龄发育的提前

我们所见到的身高明显高于同龄人的孩子，如果不是因为平均遗传身高特别高，那么有很大可能是骨龄发育提前的原因。而骨龄发育提前，会导致孩子身高生长的时间变短。暂时看来是个子高，但是过几年，别人还在长个时，这些早长的孩子的骨骺线可能已经闭合，其成长板已经消失，不再长个，导致最后的成年身高可能要比同龄人矮很多。

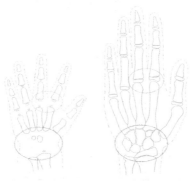

骨骼线未闭合　　　骨骼线已闭合

所以，如果家长发现自己的孩子比同龄人高很多，一定要及时带孩子去医院拍手骨片，做一下骨龄评价，判断孩子是不是骨龄增长过快。

（2）骨龄发育落后

除了骨龄发育提前，还有一种情况是骨龄落后于实际年龄。如果孩子的骨龄落后于实际年龄 2 年及以上，且身高较矮，则要警惕生长激素缺乏导致的生长迟缓。对于生长激素缺乏引起的矮身材的孩子，临床上一般采用基因重组人生长激素进行干预治疗。

由于生长激素缺乏导致的生长迟缓，必须到医院检查，经过确诊以后，由医生根据每个孩子的不同情况，采取相应的治疗措施。

所以，家长需要记住的，最关键的一点就是：

在孩子3岁以后，每年拍一次手骨片，做一下骨龄判断，确定孩子的骨龄发育情况，再采取相应的措施，帮助孩子长高。

但是，我听过有的家长说，担心拍手骨片有辐射，不敢让孩子做。

其实，大可不必如此紧张。

手骨片通常拍摄左手的手指、手掌、手腕，这些部位离人体的主要脏器较远，而且使用的X线是一种电离辐射。根据国际基本安全标准规定，普通人受X线照射的剂量限值为1毫希／年。

一般的骨龄透视、拍片，照射时间很短，X光的射线计量小于0.00012毫希，对人体的伤害是非常非常小的。

拍一张手骨片的射线计量，相当于坐2分钟飞机，或者看20分钟手机，或者在太阳底下晒1个小时。

所以，"拍手骨片会影响孩子的健康"这种担心是完全没有必要的。

我国的很多机构用不同的标准去评价孩子的骨龄，比如很多儿科内分泌医生用的是Greulich-Pyle图谱法，简称"G-P图谱法"。

但是，目前最新的国家骨龄行业标准是2006年国家体育总局发布的中华人民共和国体育行业标准《中国青少年儿童手腕骨成熟度及评价方法》。

因为体育界对骨龄的要求比较高，每逢体育赛事，都有大批骨龄裁判进驻赛场，对年龄介于少年和青年之间的参赛运动员的骨龄进行评价，以甄别参赛的组别。选拔少年运动员也需要骨龄结果，因为不同的运动项目需要有不同的身高要求。

评价骨龄时，最好采用同一个标准进行。家长也可以将孩子每次拍的手骨片都请同一位医生评价，或者在同一家医院进行评价，这样获得的结果准确性比较高。

2. 减缓骨龄增长的措施

如果发现孩子的骨龄提前，就需要采取一些措施进行干预，以防止孩子的骨龄进一步增长，影响身高的发育。

下面我就给大家介绍一些延缓骨龄的具体方法。

（1）控制体重，延缓骨龄

控制体重是最重要和关键的措施，也是延缓骨龄效果很好且成本最低的方法。

> 防止孩子骨龄增长过快，孩子的体重增长和体重状况需要满足以下条件。
>
> 1. 体重增长的速度，一定要低于身高增长的速度。
> 2. 孩子在 3 岁至青春期前的这段时间，每年体重的增长不要超过 3 千克，最好控制在 2 千克以内。
> 3. 身高每增长 1 厘米，体重控制在 0.3 千克以内。
> 4. 将体脂率控制在 15% 以下。
> 5. 2 岁以上的儿童，尽量保持苗条的体形。

对于孩子来说，控制体重的具体方法主要可以从调整饮食和适量运动两方面来进行。

①调整饮食

对于需要延缓骨龄的孩子，仍然需要保证长高的食物，需要每天保证 500 毫升牛奶；50 克肉，最好吃猪、牛、羊等畜类肉；一个蛋；多吃蔬菜；主食和水果尽量少吃；不要吃蛋糕、冰激凌、炸鸡、含糖饮料等高糖分、高脂肪的食物；少吃豆制品，因为大豆中含有大豆异黄酮，简称"植物雌激素"，其作用与雌激素相似，会导致骨龄加速生长。

另外，吃饮时最好也不要使用塑料餐具，因为塑料制品在高温状态下，会释放一种环境激素，其结构与雌激素有点儿像，同样会使骨龄加速生长。

每天称体重，如果孩子的体重比前一天增加了，则减少当日的主食与水果。

②适量运动

适合孩子的运动方式，主要有跑跳型的球类运动、游泳、骑自行车、跑步、踢毽子、跳绳、摸高等，这些都是很不错的运动选择。

运动时的强度，以运动时脉搏达到每分钟 130 ～ 140 次比较合适。条件允许的话可以让孩子佩戴儿童运动手环，来显示孩子运动时的脉搏心率。

每次运动持续时间 30 ～ 40 分钟，每天可运动 3 ～ 4 次。

注意，安排孩子的运动时间要避开进餐后 1 小时和进餐前半小时，以及睡前 1 小时。

（2）减少雌激素分泌

不要让孩子看言情剧或者言情小说，因为，如果经常观看男女情感的画面和情节，会对下丘脑性中枢产生刺激，导致雌激素分泌增加，也容易促使骨龄加速发育。

同样，类似的游戏情节，也会导致同样的结果。应该让孩子尽量避免接触。

（3）中药调理

如果通过饮食和运动调整，不能让骨龄延缓到理想状态，也可以采用滋阴平阳的中药治疗方法。

从中医辨证的角度分析，骨龄提前的原因主要有以下三种。

①当孩子出现颧骨部位发红、潮热、盗汗、五心烦热、舌红少苔的时候，要考虑肝肾阴虚，可以在专业医师或者药师的指导下服用滋阴降火的知柏地黄丸。同时，平时也需要让孩子保持良好的作息规律，不要熬夜，尽量让孩子晚上 10 点入睡。

②当孩子出现胸闷不舒、心烦易怒、舌红苔黄的时候，要考虑是肝郁疏泄、郁而化火，可以在专业医师或者药师的指导下服用疏肝解郁、清心泻火的丹栀逍遥散。同时，日常要注意增加孩子的户外活动时间，让孩子多在开阔的环境下挥洒自己的天性；在家里也不要过度去压制、责备、束缚、惩罚孩子的行为，而应采用"温和而坚定"的态度和孩子交流，避免因情绪被过度压抑而造成"肝郁化火"的症状，影响孩子的身高生长。

③当孩子出现口气重、容易流口水、大便不成形、睡觉半睁眼、舌边齿痕明显、舌苔厚腻等症状的时候，则要考虑是脾虚运化不足、痰湿凝聚，可以在专业医师或者药师的指导下服用小儿复方鸡内金散，吃肉食比较多的孩子还可以服用大山楂丸。日常生活中，要孩子多做运动，因为中医认为"脾主肌肉"，适当的

肌肉活动可以健脾；饮食要荤素搭配，粗细平衡，一日三餐要有规律，孩子吃饭的时候家长尽量减少在一旁说教；尽量不要让孩子吃冷饮和零食，尤其是不要让吃各种油炸和膨化食品。

中医讲究辨证施治，当孩子需要用到中药以延缓骨龄的时候，最好请中医师根据孩子的体质情况具体指导用哪种中药和给出具体的使用方法。

生长速度：孩子未来能长多高的关键

我曾经在深圳一家医院做身高管理案例会诊。其中有 2 个 21 月龄的男孩，身高都处于第 3 ～ 10 百分位数，且已经用保健方法干预了 3 个月。

我提出：一个孩子继续留在保健科干预，另一个孩子转诊内分泌专科排除相关疾病。

儿童保健科一位年轻医生不解地问我："蒋老师，两个孩子情况一样，为什么处理方法不同呢？"

我告诉他，生长速度是做出判断的关键。

在 18 ～ 21 月龄这 3 个月间，孩子的身高平均增长速度是 3 厘米。第一个孩子，保健干预后身高增长了 3.5 厘米，超过平均速度，呈现出良好的干预效果。第二个孩子，只长了 1.5 厘米，明显低于平均速度，说明保健干预效果不佳，需要排除影响身高的疾病。

即使孩子在内分泌专科诊断出疾病，进行治疗之后，我们仍然可以继续采用保健的干预方法，同时检测孩子的身高和体重，观察治疗后的效果。

1. 不同年龄段孩子的平均生长速度

根据我国《0～18 岁儿童青少年身高、体重百分位数值表》，我们可以粗略地计算出各个年龄段儿童、青少年身高和体重每月的平均增长值。

具体的方法是：选择这个数值表 50 分的那一列，用下一行的数据，减去上一行的数据，得出的结果就是处在这一年龄段的孩子身高和体重的平均增长值。

我整理了一份我国儿童青少年身高和体重平均增长速度参考数值表。

需要注意的是，这仅仅是个参考值，不是通过严格的科研得出的儿童体格生长速率标准。但是用于儿童生长速度的简单评价，还是具有一定的实用性的。

儿童青少年身高和体重平均增长速度参考数值表

年龄	身高（厘米）	体重（千克）
0～2 月	8.0	2.2
2～4 月	5.8	1.7
4～6 月	3.8	0.9
6～9 月	4.2	0.9
9～12 月	3.9	0.7
12～15 月	3.4	0.6
15～18 月	3.0	0.6
18～21 月	2.9	0.6
21～24 月	2.9	0.6
2～2.5 岁	4.9	1.1
2.5～3 岁	3.5	1.1
3～3.5 岁	3.8	1.0
3.5～4 岁	3.6	1.0
4 岁至青春期前	每年 5～7 厘米 月平均 0.5 厘米	每年 1～2 千克 月平均 0.1 千克

2. 孩子患内分泌疾病的表现

下面这 7 条中，如果符合 1 条，家长就需要考虑带孩子去内分泌科检查诊断了。

1）在我国《0～18 岁儿童青少年身高、体重百分位数值表》中，孩子的身高，位于所处年龄的第 3 百分位数以下。

2）孩子当前年龄的身高，所处的百分位数，比遗传身高所处的百分位数低 2 个百分位数。

3）孩子的生长速度低于正常范围。

4）孩子的骨龄提前 2 岁以上，并且骨龄的身高低于第 10 百分位数。

5）孩子的骨龄落后 2 岁以上，并且年龄的身高低于第 10 百分位数。

6）腕骨的发育水平，落后于 RUS 骨龄发育水平 2 岁，且年龄的身高低于第 10 百分位数。这里所说的 RUS 骨龄，指的是，根据手掌和手指骨评价的骨龄，也被称为掌指骨骨龄。

7）8 岁或 9 岁以前出现第二性征，也就是男孩出现胡须、阴毛和腋毛，女孩乳房开始发育。

如果孩子出现以上任意一种情况，家长一定要及时带孩子去正规医院的内分泌专科进行检查、诊断和治疗。

3. 生长速度计算公式

一般情况下，我们计算孩子的生长速度，有这样一个公式：

$$年生长率 = \frac{现在身高 -3\,月前身高}{3} \times 12$$

比如，一个孩子第一次测身高是 128 厘米，3 个月后测身高是 130 厘米，则

$$\frac{130-128}{3} \times 12=8$$

即这个孩子一年的身高生长速度为 8 厘米。

4. 评判孩子的生长速度

我们应该如何判断孩子目前的生长速度是不是合适呢？

（1）身高生长速度

身高生长速度是否合适，一是和遗传身高相比，二是和期望身高相比。

如果孩子的遗传身高超过了平均水平，也就是男孩 172.7 厘米，女孩 160.6 厘米，那么孩子每月或每一阶段的身高生长速度也应该超过平均水平才是合适的。

同样，如果家长对孩子的期望身高在平均水平以上，那么孩子每月或每一阶段身高生长速度也应该超过平均水平，将来达到期望身高的希望才比较大。

如果孩子出生后第一年，身高增长低于 23 厘米，第二年身高增长低于 9 厘米，第三年身高增长低于 7 厘米，那么这些数据表示有可能存在疾病的风险。

孩子进入青春期以后，身高增长速度应该在每年 7 厘米以上。如果孩子在青春期并没有出现身高生长加速的情况，那么就可能

影响成年身高。

（2）体重增长速度

孩子体重的增长速度，达到平均水平就可以了。如果能控制在平均水平以下，就更好了。孩子在 3 岁以后，直到进入青春期之前，每年体重增长 1 ~ 2 千克就足够了。按照这一标准，每月体重的增长值在 0.1 千克左右就可以。

身高和体重，虽然都是儿童生长的重要指标，但是两者的生长期是完全不同的。身高的生长只有十几年的时间，一旦长完，一生几乎无法改变，而体重在人的一生中随时可能改变。

所以说，以身高促进为导向的理想体格生长速度应该是：努力促使身高生长速度达到或超过平均水平；控制体重的增长速度在平均水平或平均水平以下。

这里给大家提供一份促长高食物与促长胖食物的清单。

促长高食物

肉类，如畜肉、禽肉、水产类，每天总共吃 50 克；

蛋类，如鸡蛋、鸭蛋或鹅蛋，每天吃 1 个；

奶类，如牛奶或羊奶，每天喝 500 毫升。

促长胖食物

主要包括主食、水果、甜品、饮料、油炸食品、西式快餐等，这类食物，孩子最好少吃。

---

5. 生长偏离

什么是生长偏离呢？

简单来说，就是指孩子在生长发育过程中，受到体内外某些因素的影响，使生长速度、体格生长和匀称度发生异常，生长发育偏离正常轨迹的现象。

孩子出现生长偏离，外在表现主要有以下 5 种。

注：其中的"均值"参见《我国儿童青少年身高和体重平均增长速度参考数值表》。

（1）婴儿时期，即 0～1 岁，连续 2 个月，每个月的身高增长值低于均值 1 厘米。

（2）幼儿时期，即 1～3 岁，连续 3 个月，每个月的身高增长值低于均值 0.5 厘米。

（3）在 3 岁至青春期之前，每年的身高增长小于 5 厘米。

（4）连续 3 个月体重增长值为均值的 1.5 倍。

（5）体重水平高于身高水平 2 个百分位数。

家长一旦发现孩子出现生长偏离的现象，一定要及时带孩子去医院检查、诊断。

期望身高：制订身高促进方案的前提

在儿科保健门诊，经常可以听到这样的对话：

"医生，我觉得我家孩子长得不太高呢！"

"可以啦，你们两口子也不高，孩子能长到平均水平已经很不错了，别要求太高了。"

"医生，我希望我儿子能长得再高一点儿。他的运动能力特别好，将来打篮球，个子高更有优势。"

"你家孩子的身高已经在75分的水平了，够好的了，不要要求太高。"

我的看法是，医生是帮助者，不是监护人。孩子长多高合适，应该由监护人来决定。而医生的职责是充分告知家长，孩子的身高在什么水平，对应的成年身高是多少，与家长对孩子的期望身高差距有多大，这个差距有可能是哪些因素导致的，促进身高可以选择哪些方法，让家长知情，并有机会选择。

我曾经接诊过一个11岁半的男孩，手骨片显示，骨龄已经达到12岁，骨龄比实际年龄大0.5岁。身高145.5厘米，按照12岁的骨龄，身高处于第25百分位数。

经过询问得知，家长希望孩子成年身高可以达到175厘米。这个成年身高处于第75百分位数。

也就是说，孩子当前的骨龄身高，比期望身高低了2个百分位数。

我根据孩子的实际情况，制订了促进身高生长速度的"1+3"号方案和延缓骨龄的 2 号方案。方案宗旨是合理饮食和补充孩子身体所需的营养素，比如钙、维生素 AD 等，以及控制体重、保障睡眠、调节情绪等。

在家长的配合和督促下，孩子认真执行方案，一年以后复查，骨龄增长了 0.7 岁，身高增长了 8.5 厘米。

后来，我又根据孩子各阶段的实际情况调整干预方案，最终孩子 18 岁的时候，实现了理想的成年身高。

1. 判断实现期望身高的难易程度

一般情况下，当家长确定了对孩子的期望身高以后，第一件事就是判断一下，实现期望身高的难度有多大。

从专业角度来讲，有这样几个衡量标准。

（1）根据《按骨龄分组的身高百分位数曲线》图来考量

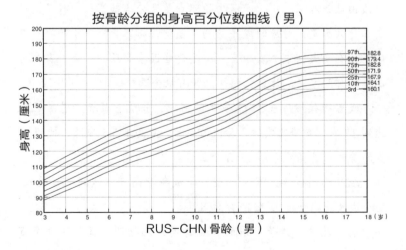

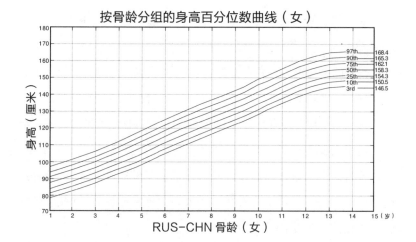

按骨龄分组的身高百分位数曲线（女）

孩子当前骨龄身高所对应的成年身高，与期望身高差距为1～2厘米的，身高促进是比较容易的。

孩子当前骨龄身高所对应的成年身高，与期望身高差距为3～5厘米的，身高促进是比较难的。

孩子当前骨龄身高所对应的成年身高，与期望身高差距为5～10厘米的，身高促进是非常难的。

孩子当前骨龄身高所对应的成年身高，与期望身高为10厘米以上的，身高促进是极其难的。

（2）考虑孩子的生长速度

关于各年龄段孩子生长速度的标准，需要参考儿童青少年身高和体重平均增长速度参考数值表。

如果孩子的生长速度大于平均标准，身高促进是比较容易的。

如果孩子的生长速度与平均标准相等，身高促进的难度属于中等水平。

如果孩子的生长速度小于平均标准，身高促进的难度比较大。

（3）参考孩子的遗传身高

孩子的平均遗传身高高于期望身高的，身高促进的难度非常小。

孩子的平均遗传身高等于期望身高的，身高促进的难度比较小。

孩子的平均遗传身高低于期望身高的，身高促进的难度比较大。

这里需要说一下，有一些家长，对孩子的期望身高是低于平均遗传身高的。最常见的是一些女孩子，父母双方都是家族遗传高个子。但是，父母认为女儿个子太高，将来不容易找对象，也会希望让孩子不要长那么高。

比如，孩子的遗传身高是 175 厘米，但是家长希望孩子长到 165 厘米就够了。

这种情况的孩子，就不需要进行身高促进了，而是需要采取一些干预手段，让骨骺线提前闭合。这也是可以实现的。

有这种需求的父母相对较少，就不详细讨论了。我们的重点还是放在如何进行身高促进上面。

家长只需要明确一点，孩子的身高并不一定是越高越好，也不能顺其自然长多高算多高。家长一定要想清楚，到底希望孩子长多高。根据目标，采取相应的措施，来尽可能使孩子的身高接近期望值。

2. 身高促进的常用方案

在专业领域，常用的身高促进方案主要有 6 种，并根据身高促进的难易程度从低到高，划分为 3 个等级。

（1）一级强度

这是强度比较低的，包括①号方案和②号方案。

①号方案的主要作用是促进身高生长速度，具体包括以下内容。

★合理饮食。每天的饮食包括蛋白质类食物、碳水化合物类食物、维生素类食物。1岁以上的孩子每天需要保证的蛋白质类食物是：1个鸡蛋、500毫升奶、50克肉。

★保证充足睡眠。每晚10点前入睡；避免起夜；幼儿的睡眠时间每天要大于10小时，学龄前儿童的睡眠时间每天要大于9小时，学龄儿童的睡眠时间每天要大于8小时。

★进行适宜的运动。主要进行对膝关节有适宜刺激的运动，比如踢毽子、跳绳、舞蹈、体操、球类等，每天运动持续时间为40～60分钟。

★保持良好的情绪。家长可以每天表扬孩子一次以上；如果没有必要原因，不要打骂孩子；让孩子保持愉快的心情，尤其是在进餐的时候和睡前。

以上就是①号方案的具体内容。

②号方案的主要作用是延缓骨龄的发育速度，具体包括：控制体重，调整饮食，以及其他的环境干预。

如果骨龄大于实际年龄，或者体形粗壮，或者体重增长值超过平均值，就需要适当减少每天的能量摄入，控制高热量食物的摄入，避免吃可能含雌激素的食品或者保健品。

（2）二级强度

这是中等强度的，包括③号方案和④号方案。

③号方案的主要作用是促进身高生长速度，具体包括：补充

适宜的和身高生长密切相关的营养素，包括维生素 AD、钙、锌等。可以每天补充维生素 D 700 国际单位，维生素 A 2000 国际单位，钙剂 100 ~ 300 毫克。可以根据饮食和骨密度检测结果适当补充钙制剂。

④号方案的主要作用是延缓骨龄生长速度，具体包括：采用滋阴平阳的中药进行治疗。

（3）三级强度

这是临床治疗矮小症和性早熟的方法，包括⑤号方案和⑥号方案。

⑤号方案的主要作用是促进身高生长速度，具体包括：生长激素的替代治疗、甲状腺素的替代治疗。

⑥号方案的主要作用是延缓骨龄生长速度，具体包括：性发育抑制剂的治疗、芳香化酶抑制剂的治疗。

（4）注意事项

①、②、③号方案，是身高促进的保健干预方案，也是身高促进的基础方案，适用于所有需要身高促进的孩子。

当孩子的身高生长速度低于该年龄段的平均值的时候，首先选择①号方案＋③号方案来促进身高生长速度。当孩子的身高生长速度低于正常值的时候，需要请内分泌医生判断是否需要用⑤号方案。

选择②号方案的情况包括三种：一是孩子的骨龄大于实际年龄，二是孩子的骨龄身高水平低于期望身高，三是孩子的骨龄发育速度大于 1 年 1 岁。

如果家长希望对孩子进行身高促进，我建议，根据孩子的实际情况，首先选择①＋②＋③号方案进行干预，3～6个月后，根据孩子的身高和体重的生长速度调整干预方案。此外，还要定期监测孩子的生长状况，每个月测量一次身高和体重，计算 BMI（身高质量指数）；每年拍摄左手骨 X 光片，进行身高、BMI 和骨龄的评价。

除此之外，还要预防和及时治疗各种影响身高生长的慢性疾病，比如肝脏疾病、肾脏疾病、胃肠道疾病、内分泌疾病等。

身高测量：要实时关注孩子的身高

前些年，我去南方一家省级妇幼保健院做过敏干预项目督导。十几层的门诊大楼，最喧闹的就是儿童保健科。因为不少孩子在测量身高体重的时候，都会大哭大闹。所以我有时会建议一些家长在家里给孩子测量身高。

不少家长会担心自己的测量数据不准确，事实上，只要依照科学的方法，在家一样可以测量出孩子的准确身高。

1. 固定时间间隔，获得整月数据

例如，孩子的生日是 5 月 7 日，那么家长可以在每个月的 7 号左右给孩子测量一次身高，这样就能获得孩子整月的测量数据，了解孩子一个月的时间内长了多少身高。对照标准进行评价的时候，也方便与相应月龄或年龄进行比较。

2. 固定测量时间，保证测量准确性

身高是由骨骼决定的，头颅的高度、脊柱的长度、脊柱的弯曲度、下肢的长度、足弓等高度共同决定了身高。

其中，脊柱的长度和弯曲度，以及足弓的高度，一天之中会有变化。

经过晚上的睡眠，脊柱的各个椎体之间处于放松状态，脊柱的弯曲也处于良好的生理状态，足弓也相对较高。

经过白天的活动，由于地心引力的影响，脊柱椎体之间的纤维软骨被挤压，脊柱也处于更为弯曲的状态，足弓相对扁平。

基于以上原因，身高在早晚测量时会有 1 厘米左右的差距。在同一天中，一个孩子的身高在早晨测量要高一些，在晚上测量会矮一些。

因此，给孩子测量身高时，应该固定测量时间，每次都在早晨测量，或者每次都在晚上测量。如果这个月早上测量，下个月晚上测量，那测量结果就不准确了。甚至可能会发现，孩子不仅没有长高，反倒"缩短"了。

3. 固定测量工具，学会在家测量

在孩子学会站立之前，一般测量身长；而在孩子能够站立之后，才可以测量身高。

（1）身长的测量

我们国家的儿童保健服务，一般在孩子 3 岁之前测量身长。身长的测量需要采取卧位。在家里测量孩子的身长时，需要 3 个人一起配合操作。

首先选择固定的台面，如长条桌子、长条茶几等，把孩子仰卧位平放在台面上。在孩子头顶部位和脚后跟部位的台面上分别放一张白纸，并把白纸固定在台面上。

一个人把孩子的头部固定，使孩子的两只耳朵与台面的距离一样高。

另一人固定孩子的腿部，具体方法是：一只手压住孩子的膝盖，使孩子的两个膝盖窝和台面接触；另一只手压住孩子的踝关节，使孩子的两个后脚跟和台面接触。

第三个人用一个直角的量具，如三角板，来进行测量。具体方法是：使三角板的一条直角边接触台面，另一条直角边接触孩子的头顶。在和孩子头顶垂直台面的白纸上画一条线。然后，在孩子脚后跟和台面垂直的白纸上也画一条线。最后，用尺子测量一下孩子自头顶到脚后跟两条线之间的距离。

（2）身高的测量

测量身高相对容易一些。

在家里选一个没有踢脚线的墙面，让孩子站立在墙面之前，脚后跟、臀部、肩胛骨这几个部位和墙面接触，在孩子头顶部位的墙面贴一张白纸。

孩子抬头挺胸，两眼平视前方。

家长用一个直角的量具，如三角板，进行测量。具体方法是：将三角板的一条直角边接触墙面，另一条直角边接触孩子的头顶，在孩子头顶平行对着墙面白纸的位置画线。

然后让孩子离开，家长用尺子准确测量从地面到画线之间的距离，得出孩子的身高。

当然，如果家里有身高测量计或者固定在墙上的身高测量尺就更好了。

测量身高时需要注意的是，要给孩子脱去鞋子、厚袜子，摘掉帽子，松开冲天的发辫，去掉头顶的发卡，这样测量结果才会比较准确。

4. 做好测量记录，掌握身高动态

每次给孩子测量身高之后，一定要做好记录。最好使用专门的本子记录，每次写下测量日期、孩子的月龄或年龄，以及测量数值。

身高的测量是极其简单的事情，但是却有许多家长疏于对孩子的身高进行监测。

2017 年 4 月，我在成都市武侯区一家医院做身高促进示范门诊，在 10 个预约就诊的孩子中，有 8 个孩子的家长不了解自己孩子的准确身高，其中一位家长很无所谓地告诉我，孩子的所有体检测量结果都在幼儿园。我忍不住问道："孩子是你的还是幼儿园的呢？"这位家长半天没有吱声。

一直以来，我们国家的儿童保健服务都以疾病和病症为导向，并不以需求为导向。医生从来不会问家长对孩子健康的需求，家长也不会主动告诉医生自己对孩子的健康期望。

家长一般认为，只有当孩子生病，或产生不适症状的时候，才会带孩子去医院。医务人员也把所有与疾病相关的检查都承担了下来，让家长当甩手掌柜，这可能是众多家长连孩子身高的测量值都不了解的根本原因。

掌握准确测量身高的方法，是关注孩子身高问题的重要一步。通过学习，家长完全可以在家帮助孩子准确地测量并记录身高数据，而不是凡事都依赖医务人员。只有家长从根源上对孩子的身高问题重视起来，才有可能帮助孩子更好地执行身高促进计划。

生长类型：判断孩子早长还是晚长

我曾经接诊过一个 8 岁的男孩，身高 127.2 厘米，在我国《0～18 岁儿童青少年身高、体重百分位数值表》中处于 25～50 百分位数；体重 35.6 千克，处于 75～90 百分位数，属于粗壮型。

询问得知，孩子的爸爸身高 176 厘米，妈妈身高 165 厘米，通过计算得知孩子的遗传身高为 170～183 厘米。

孩子的妈妈认为，自己和老公个子都不矮，孩子没长高，是不是晚长类型。

我告诉她，孩子属于粗壮体形，这种类型的孩子，一般晚长的可能性非常小。

我建议给孩子拍一个手骨片，根据手骨片显示，孩子的骨龄已经有 10 岁了，比实际年龄提前了 2 岁。

也就是说，这个男孩属于早长型。

我根据孩子的实际情况，制订了相应的身高促进和体重控制方案。家长回去帮助孩子一起执行。2 年以后，孩子的身高增长了 13.5 厘米，体重只增长了 2 千克，骨龄增长了 1.4 岁。

照这样发展下去，孩子的成年身高有望达到 180 厘米。

1. 判断早长与晚长的标准

一般来讲，我们判断孩子是早长还是晚长，一个明确的标准就是将孩子的身高与体重数值，与我国《0～18岁儿童青少年身高、体重百分位数值表》中的相应年龄做对比。

如果体重的百分位数大于身高的百分位数，就表示孩子属于粗壮型，粗壮型的孩子一般骨龄容易比实际年龄提前，早长的居多。

如果体重的百分位数等于身高的百分位数，就表示孩子属于匀称型，这样的孩子骨龄与实际年龄一般是一致的，属于身高发育速度正常的。

如果体重的百分位数低于身高的百分位数，就表示孩子属于苗条型，这样的孩子骨龄一般小于实际年龄，一般属于晚长型。

2. 控制体重的标准

晚长型的孩子，身高生长的年份更长，所以孩子一般会长得更高。所以，如果想让孩子的成年身高达到一个更高的水平，就需要尽可能让孩子控制体重，保持苗条的身材。

前面我们已经提到了控制体重的标准，这里再强调一下，以加深家长们的印象。

1）体重增长在平均增长速度以下。

2）体重的增长速度低于身高的增长速度。

3）3岁以上至青春期之前，每年的体重增长不超过3千克，最好控制在2千克以内。

4）身高每增长 1 厘米，体重增长控制在 0.3 千克以内。

5）控制体脂百分比在 15% 以内。

3. 控制体重的方法

控制孩子的体重，建议从饮食与运动两个方面入手，以保证健康、保障成长为重。

（1）饮食方法

①放慢吃饭的节奏。当孩子吃下一定量的食物时，肠胃会膨胀，并产生饱腹信号，然后这个信号被传递给大脑皮层。大脑皮层接收到信号以后，会向饱食中枢和摄食中枢分别发出饱腹和停止进食的指令。因为饱腹信号传递很慢，如果孩子吃饭的速度比较快，等孩子开始产生饱腹感的时候，已经吃下了很多的食物了。所以，要想控制体重，合理进食，一定要让孩子养成细嚼慢咽的好习惯。每吃一口食物，最好咀嚼 30 ～ 40 下，之后再咽下去，由此可以有效地达到减少进食量进而控制体重的目的。

②每日三餐要定量。孩子一日三餐所摄入的热量比例应该是：早餐 35%，午餐 40%，晚餐 25%。每天保障长高的食物，奶 500 毫升，蛋 1 个，肉 1 两，其他的食物适量就可以了。

每一天的饮食最好要做到合理均衡，做到荤素搭配。尽量吃植物油，少吃动物类油脂，每天烹饪用油不要超过 20 毫升。

③尽量选择蒸煮、凉拌等少油的烹调方式，少吃或尽量不吃油炸食品。

以下是几种有利于控制体重的食物。

★魔芋。魔芋是一种低热量、低蛋白质、低维生素、高膳食纤维的食品。另外，魔芋的膨胀系数也非常大，可以达到原体积的 80 ～ 100 倍，吃下之后会产生非常强的饱腹感。

★冬瓜。《食疗本草》当中有一句话："欲得体瘦轻健者，则可常食之；若要肥，则勿食也。"冬瓜中不含脂肪，含有丰富的纤维、钙、磷、铁、胡萝卜素等多种营养成分，以及可抑制糖类转化、孩子脂肪堆积的丙醇二酸。

★芹菜。芹菜中大部分是水分和纤维素，并且含有维生素 A 和维生素 C，有降血压、降血脂、清内热的功效。常见的芹菜一般分为本芹和西芹两种，本芹的减脂效果相对更好一些。

★豆芽。豆芽中的脂肪含量非常低，热量也很低，富含水分和纤维素。而且绿豆在生成豆芽以后，其中的胡萝卜素增加了 3 倍，维生素 B_{12} 增加了 4 倍，维生素 C 增加了 4.5 倍。不仅有利于控制体重，而且对健康也是非常有益的。

★萝卜。萝卜能使肠道紧张度增高，肠蠕动增强，缩短食物在肠道的存留时间，有利于食物代谢和废物排出。而且萝卜的热量也低，1 千克萝卜只含有 200 大卡热量；其纤维素含量也高，容易产生饱腹感。

这几种食物，都是非常适合需要控制体重的粗壮体形孩子吃的。

（2）运动方法

快跑和慢跑交替进行，是一种简单易执行的控制体重的跑步方法。

快跑的时候，人体会更多地消耗碳水化合物来提供能量，但是快跑对肌肉的刺激作用更大，可以提高人的基础代谢率。基础代谢率提高的话，人在静止时消耗的能量会增多，有利于减少体内多余的脂肪。

慢跑时，身体靠消耗脂肪来提供能量。

所以，快跑与慢跑交替进行，既可以加速脂肪燃烧，又可以有效提高基础代谢率，等于从两方面帮助控制体重。

另外，平时有运动习惯的孩子，可以在相对空腹的状态下跑步。

因为在空腹状态下，孩子体内的糖原处于较低水平，此时进行慢跑，能更多地燃烧脂肪提供能量。所以在空腹状态下跑步，燃脂的效率更高些。

但是，平时没有运动习惯的孩子，不建议这样做。

慢跑每小时消耗 400 卡热量，快跑每小时消耗 552 卡热量。

孩子通过跑步控制体重，每次 30 分钟左右就可以了，有时间的话最好每天跑一次，如果时间不允许也最好每周 4 次。

钙：补充时要注意最大耐受量

钙是人体内必需的且含量最多的矿物质营养素，与我们体内的免疫、神经、内分泌、消化、生殖、循环、运动等十多个系统的功能密切相关，它参与体内新陈代谢，需要每天补充，人体中钙的含量不足或过剩都会影响人体的生长发育和健康。

> 健康成人体内的钙含量为 1 ～ 1.25 千克，占体重的 1.5% ～ 2%。
>
> 其中，99% 以上的钙都分布在人的骨骼和牙齿中，其余不到 1% 的钙分布在体液及全身各组织中，与骨钙保持着动态平衡。
>
> 由此可见钙在人体骨骼内的重要性。孩子身高增长的过程，其实就是骨骼生长发育的过程。

1. 从骨转换率说起

足月出生、体重正常的婴儿，其骨骼重量大约是 100 克，出生后第一年增加到 200 克。青春期前，骨骼生长相对缓慢，骨骼中的钙的储存量不高，每天只有大概 150 毫克。青春期是生长发育高峰期，与此同时骨骼的发育也达到了高峰期，其中钙的储存量大幅度增加，可达每天 275 ～ 500 毫克。

骨骼在旧骨脱钙、新骨形成的过程中不断地转换、更新，一年以内新生骨形成量与总骨量的百分比，称为骨转换率。

骨转换率随着年龄的不同而有所变动。

0 ～ 1 岁这一年时间里，孩子的身高会增长 25 ～ 26 厘米，骨转换率约为 100%。也即，从出生到 1 岁这一年间，骨骼的快速生长，让孩子全身骨骼中的钙都换了一遍。

1 岁以后，随着孩子年龄的增长，身高增长的速度逐渐下降，骨转换率也逐渐降低。

从 3 岁到青春期前，孩子每年的身高生长速度是 5 ～ 7 厘米，每年的骨转换率是 10%。

进入青春期以后，身高生长开始突增，骨转换率也相应提高。

到成年以后，骨骼生长稳定下来，骨转换率降为每年 2% ～ 4%。

所以说，在人的一生中，补钙都是非常重要的。尤其是未成年时期，骨骼生长更需要大量的钙。

但是，补钙也不能盲目。不同个体情况的孩子，补充钙的方法、途径不一样，所需要的补钙量也不一样。

2. 判断孩子是否需要补钙的依据

（1）根据孩子的身高来判断

如果孩子当前身高所处的百分位数，低于期望身高所处的百分位数，而且缺乏骨密度检测结果的时候，可每天补充元素钙

100～300毫克，促进骨骼的生长。

（2）根据孩子当天的饮食情况来判断

当一岁以上的孩子，当天的奶摄入量小于500毫升、蛋的摄入量少于一个（50～60克）、肉的摄入量少于50克时，当天可补充元素钙300毫克。

或者孩子虽然吃了足够量的肉、蛋、奶，但是消化吸收功能不好，经常腹泻，对营养的吸收率很低，那么也需要酌情补充钙剂。

（3）根据孩子的骨密度来判断

可以带孩子去医院做骨密度检查，根据检测结果评价孩子的钙营养状况。每两次检测间隔至少要相隔3个月以上，3岁以下的儿童可以每6个月检测一次骨密度，3岁以上的孩子可以每12个月检测一次骨密度。

如果期望身高在正常参考值的第3百分位数以上，那么孩子的骨密度检测值也应该维持在Z值大于–2或第3百分位数以上，也就是正常范围以上。如果期望身高在正常参考值的第50百分位数以上，也就是平均值以上，那么孩子的骨密度检测值应保持在正常范围Z值大于1或者第75百分位数以上，也就是平均以上的水平。

当骨密度检测结果小于正常范围的最低值的时候，需要按照钙缺乏的相关临床路径进行疾病的诊断治疗。

当骨密度检测结果小于Z值1或第75百分位数时，可以根据期望身高来进行补钙，1岁以下的孩子可以每天补充100毫克的元素钙，1岁以上的孩子可以每天补充300毫克的元素钙。

如果孩子的骨密度在正常范围，每天能够喝足 500 毫升奶，吃一个蛋、吃 50 克肉，消化吸收功能也不错，而且当前实际身高所处的百分位数，等于或高于期望身高所处的百分位数，那么暂时不用给孩子补充钙剂也是可以的。

3. 不同年龄段孩子需补钙的量

另外，不同年龄段的孩子，每天所需要的补钙量也是不一样的，具体可以参考我给大家提供的这个《中国居民钙参考摄入量》表格。

中国居民钙参考摄入量

年龄（岁）	推荐摄入量（毫克/天）	最大耐受量（毫克/天）
0～0.5	200	1000
0.5～1	250	1500
1～4	600	1500
4～7	800	2000
7～11	1000	2000
11～14	1200	2000
14～18	1000	2000

家长可以根据孩子的年龄，以及上面我们讲过的具体情况，对照表格，综合判断孩子是否需要补充钙剂，以及具体所需的补充量。

4. 不同钙制剂的钙元素含量

相同单位重量的钙制剂，其元素钙含量较多的，服用以后利用的效能较大。

我给大家提供一份表格，明确标注了含有 100 毫克元素钙的不同钙制剂的重量。

含 100 毫克元素钙的各钙制剂重量（毫克）

钙制剂名称	钙制剂重量（毫克 /100 毫克元素钙）
碳酸钙	250
磷酸氢钙	434
醋酸钙	441
乳酸钙	769
葡萄糖酸钙	1111

以促进身高生长速度为导向的钙剂补充，通常需要持续较长的时间，应该选择孩子方便服用、口感容易被孩子接受，并且较大年龄孩子愿意主动服用的剂型。

另外，由于蔗糖对孩子的健康不利，所以选择儿童钙制剂的时候，最好选择不添加蔗糖或少添加蔗糖的制剂。

5. 补钙食物

（1）海带

每 100 克海带中，含钙量高达 348 毫克。

所以，可以适当让孩子多吃一些海带。比如凉拌海带丝、排骨海带汤等，作为佐餐或者是菜肴，都是不错的选择。

（2）芹菜

每 100 克芹菜中大约含有 160 毫克的钙。芹菜可以适当给孩子吃一些，但是不要给吃太多，因为芹菜具有降血压的作用，吃太多容易导致血压降低，出现头晕等症状。另外，脾胃虚寒的孩子也不要多吃，以免导致腹泻。

（3）海虾

每 100 克海虾中，含有 146 毫克的钙。另外，海虾中还含有丰富的蛋白质，每周吃 1 ～ 2 次的海虾，对孩子的身体发育是有好处的。

给孩子吃海虾，可以采用清蒸的方式，这样可以最大限度地保留虾的鲜味，同时也比较清淡、健康。

（4）油菜

每 100 克油菜中含有 140 毫克的钙。给孩子吃油菜，方式可以有很多，如香菇炒油菜、蒜蓉油菜，或者在涮火锅的时候、煮面的时候加点油菜等，都是不错的选择。

这里给大家提供一份各类食物钙含量的表格，其中的数字，代表每 100 克食物中含有多少毫克的钙。注意：动物食品中的钙，比植物食品里的钙更容易被人体吸收。

食物品种	钙含量	食物品种	钙含量	食物品种	钙含量
母乳	30	带鱼	24	海带	348
牛乳	104	鲤鱼	25	蘑菇	131
蛋黄	112	黄鱼	43	芹菜	160
牛肉	7	青虾	99	油菜	140
猪肉	6	海虾	146	黄瓜	19
羊肉	11	鸡肉	11	香蕉	9
动物肝脏	11	鸭肉	6	苹果	11

蛋白质：仅次于钙的促高营养素

在孩子的身高生长发育过程中，蛋白质的重要性仅次于钙。

蛋白质在骨骼的组成成分中占1/3的比重。

此外，蛋白质还构成了所有种类的酶，而酶则催化着体内新陈代谢的全部化学反应。

同时，蛋白质及其衍生物，构成了对身高生长有促进作用的各种激素。

此外，参与骨细胞分化、骨骼的形成、骨骼的再建和更新等过程的骨矿化结合素、骨钙素、碱性磷酸酶、胰岛素样生长因子等物质，也是由蛋白质构成的。

1. 缺乏蛋白质的表现

一般情况下，孩子缺乏蛋白质可能会有以下 5 种表现。

1）头发会比较枯黄。

2）脚、腿等部位会出现浮肿。

3）严重的时候，会出现四肢细短、头偏大等。

4）孩子生长发育缓慢，身材比较矮小。

5）一旦孩子生病，由于体内缺乏蛋白质，不能正常地维持身体所需要的营养，所以疾病就很难被治愈，有时还会伴有智力下降的状况。

如果孩子出现上述 5 种状况，家长就需要带孩子去医院（注意是空腹状态下）做总蛋白、白蛋白、球蛋白等血液检查，通过医生的诊断，来确定孩子是不是缺乏蛋白质。

2. 适合于人体的蛋白质种类

蛋白质是人体所必需的营养成分，但并不是所有的蛋白质都适合于人体。

一般来说，必需氨基酸种类和含量齐全，并能提供人体所需的蛋白质，可以称为优质蛋白质，也叫完全蛋白质。

必需氨基酸是指人体必需但是自身不能合成，必须从食物中摄取的氨基酸。

在植物蛋白质当中，只有大豆蛋白属于完全蛋白质，但是大豆蛋白缺少甲硫氨酸，需要与谷类互补，而且人体对大豆蛋白的吸收率不如动物蛋白。

另外，大豆中含有的大豆异黄酮，俗称植物雌激素，可能会导致孩子骨龄提前，所以孩子不适合多吃大豆。

综上，给孩子补充蛋白质，最适合的就是动物蛋白。

3. 食物补充蛋白质

（1）瘦肉

瘦肉主要包括瘦猪肉、瘦牛肉、瘦羊肉。

种类	蛋白质含量（每100克）
瘦牛肉	20.3
瘦羊肉	17.3
瘦猪肉	16.7

如果孩子还小，牙齿还没有发育完全，可以把瘦肉煮熟切碎给孩子吃，或者制成瘦肉松，拌在米粉、粥、饭里面给孩子吃。

孩子从 6 个月以后，就要每天开始吃肉了，从每天 20 克，逐渐增加到 1 岁时候的每天 50 克。

（2）蛋类

蛋类主要包括鸡蛋、鸭蛋、鹅蛋、鹌鹑蛋等。

以鸡蛋为例，每 100 克鸡蛋中，含有 14.7 克蛋白质。孩子每天吃 1 个鸡蛋就可以了。

如果孩子当天没有吃够 50 克瘦肉，也可以用同等重量的鸡蛋来代替。

（3）纯牛奶

一般来讲，每 100 克纯牛奶中，大约含有 3.6 克蛋白质。至于每一款牛奶的具体蛋白质含量，大家可以从牛奶包装的营养成分表中查询。

（4）酸奶

如果孩子乳糖不耐受，不能喝纯牛奶，也可以选择无蔗糖的酸奶作为蛋白质的补充来源。

家长在给孩子选择酸奶的时候，有以下 3 点需要注意。

1）不要选择"风味酸奶"。

目前市面销售的风味酸奶，为了保证口味甜美，绝大部分都添加了果汁、果粒、糖等，这种酸奶中的蛋白质含量不高，糖的含量却比较高，孩子经常喝这种风味酸奶，容易引起肥胖、龋齿等问题。

2）不要选择"乳酸菌饮料"。

乳酸菌饮料的主要成分是水，其中奶的含量非常低，而糖的含量非常高，饮用后达不到补充蛋白质的目的。

乳酸菌饮料在包装上都会标有"饮料"或者"饮品"等字样，家长在给孩子买酸奶时要仔细看一下。

3）重点看蛋白质的含量。

判断一款酸奶是纯酸奶还是乳酸菌饮料，最主要的就是看包装上的成分表当中蛋白质的含量。

（5）乳清蛋白粉

如果孩子缺乏蛋白质，也可以选择乳清蛋白粉作为蛋白质的补充来源。

乳清蛋白粉中的主要成分是乳清蛋白质。乳清蛋白质属于优质的完全蛋白质，也是动物性蛋白。它含有人体必需的 8 种氨基酸，并且各种营养成分的比例非常接近人体的需求比例，易消化吸收，且含有多种活性成分，在各种蛋白质中的营养价值最高。

在牛奶当中，87% 是水，13% 是乳固体。在乳固体当中，27% 是乳蛋白质。而在乳蛋白质中，只有 20% 是乳清蛋白，其余 80% 都是酪蛋白，因此乳清蛋白在牛奶中的含量仅仅 0.7%。

乳清蛋白中的脂肪、乳糖含量低，尤其适合乳糖不耐受的孩子。乳清蛋白还能促进体液免疫和细胞免疫，刺激人体的免疫系统，增强机体抵抗力。

所以，将乳清蛋白粉作为孩子蛋白质的补充来源，是非常好的。

维生素 D：促进钙的吸收和利用

维生素 D 在帮助人体钙吸收的过程当中，同样起着关键的作用。要想让孩子长高，仅仅补钙是不够的，还需要适量补充维生素 D。

1. 维生素 D 的作用

（1）促进钙的吸收

食物中的钙和磷经过消化道进入胃肠道后，首先需要借助维生素 D 来促进小肠黏膜对钙的吸收。缺乏维生素 D，钙的吸收和转运都无法完成。

有研究表明，没有活性的维生素 D，膳食中的钙吸收率不到 10%。因此，充足的维生素 D 是保障钙吸收的必要条件。

（2）减少钙的流失

钙在肠道中被吸收进入血液以后，需要在维生素 D 的帮助下，促进肾小管对钙的重吸收，从而减少钙的流失。

（3）维持钙的正常水平

维生素 D 还可以通过促进软骨细胞不断增殖，帮助新骨钙化，让骨骼不断生长；同时让旧骨脱钙，促进钙的游离，从而使骨质不断更新，参与调节机体的钙、磷代谢平衡，维持血钙的正常水平。

2. 如何检测体内维生素 D 的情况

医院检测维生素 D 的水平，一般通过抽血，进行 25 羟维生素 D（25- 羟 -D）的测定和血清的生化检查。

这里给大家提供一份 25- 羟 -D 检测值判断参考表格。

检测值（纳克 / 毫升）	维生素 D 水平参考判断
5 以下	出现佝偻病症状
5 ～ 10	严重缺乏
10 ～ 20	缺乏
20 ～ 30	不足
30 ～ 40	存在不足的风险
40 ～ 45	理想水平偏低值
45 ～ 55	理想水平均值
55 ～ 60	理想水平偏高值
100 ～ 150	过量
150 以上	中毒

如果对孩子的期望身高在第 3 ～ 50 百分位数，那么血清 25- 羟 -D 检测值应保持在 30ng/ml 及以上。

如果对孩子的期望身高在第 50 百分位数以上，那么血清 25- 羟 -D 检测值最好保持在理想水平的上限，也就是 60ng/ml。

孩子的维生素 D 水平，最好每年检测一次。

3. 维生素 D 参考摄入量

那么，各年龄段的孩子，每天补充多少维生素 D 才是合适的呢？

这里我再给大家提供一份各年龄段儿童膳食维生素 D 参考摄入量的表格，供读者参考。

年龄（岁）	维生素 D 参考摄入量 （国际单位 / 天）	维生素 D 最大耐受量 （国际单位 / 天）
0 ～ 0.5	400	800
0.5 ～ 1	400	800
1 ～ 4	400	800
4 ～ 7	400	1200
7 ～ 11	400	1800
11 ～ 18	400	2000

其中，参考摄入量是基本的补充量，不同年龄的孩子，最大耐受量不同。只要在最大耐受量以下，都是非常安全的剂量。

4. 补充维生素 D 的参考指标

给孩子补充维生素 D，可以参考两项指标。

（1）参考血清 25- 羟 -D 检测值

当血清 25- 羟 -D 检测值小于 20ng/ml 的时候，需要按照维生素 D 缺乏的相关临床路径，进行疾病的诊断治疗。

当血清 25- 羟 -D 检测值大于 20ng/ml 时，可以根据期望身高和孩子的实际年龄，在维生素 D 每日参考摄入量到最大耐受量之间，选择适宜剂型的维生素 D 制剂，并每天补充。

（2）参考孩子的身高水平

如果孩子当前的身高水平低于期望身高水平，而且没有维生素 D 检测结果，可以每天补充维生素 D 制剂。

补充剂量，可以从维生素 D 每日参考摄入量到最大耐受量之间，根据维生素 D 制剂的剂型来确定。

5. 维生素 D 的剂型

维生素 D 滴剂	拧紧盖、避光、冷藏保存	维生素 D 是脂溶性维生素，空气接触以后容易氧化。每次使用拧开瓶盖时，维生素 D 都会暴露在空气当中，影响剂量
维生素 D 胶囊	剪开胶囊前端突出部分，把里面的液体剂挤到口中即可	方便，每个胶囊的剂量都在推荐摄入量和最大耐受量之间。胶囊皮是避光的，可避免氧化
维生素 D 喷剂	新型产品，喷入口中，每一喷是 400 国际单位的剂量	口味香甜，直接通过口腔黏膜吸收，孩子腹泻的时候也不影响维生素 D 的吸收

6. 晒太阳补充维生素 D

补充维生素 D，除了使用制剂，还有一种方法，就是晒太阳。

因为，当阳光照射在皮肤上的时候，会让皮下的 7- 脱氢胆固醇转变成维生素 D，然后维生素 D 通过血液被运输到肝脏，经过羟化，和肝脏发生化学反应，产生 25- 羟维生素 D。

25- 羟维生素 D 经过肾脏再羟化一次，变成 1,25- 二羟维生

素 D_3（$1,25\text{-}(OH)_2\text{-}VITD_3$），它可以促进肠道对钙、磷的吸收。

孩子晒太阳，最好在上午 10 点以前，或者下午 3 点以后，这两个时间段阳光不是很剧烈，不会晒伤孩子的皮肤。

晒太阳的时候，需要露出孩子的头部、脸部。天气温暖的时候，最好把胳膊和腿也露在外面，一同接受阳光的照射。

每次晒太阳的时间，20 ～ 30 分钟就可以了。

维生素A：怎么补，才能帮助孩子长高

> 维生素A也是一种脂溶性维生素，在人体中具有广泛而重要的生理功能，主要有促进生长、繁殖，维持骨骼代谢、上皮组织完整和功能健全、视力和黏膜上皮正常分泌等多种生理功能。

有一次我去朋友家做客，见到了她6岁的女儿。

出于职业习惯，我首先打量了一下孩子的身高，大约只有110厘米的样子。另外我还注意到，孩子的皮肤比较干燥，脸上有一些皮屑。

由于当天是工作日，我便问孩子为什么没有去上学。

朋友告诉我，孩子从小免疫力就低，特别容易生病。这次又患了严重的感冒，在家休息养病呢。

我心想，这非常像缺乏维生素A的表现呀。

我建议朋友带孩子去医院检查一下维生素A的水平，并且告诉她，孩子身体缺乏维生素A，会有哪些不利的影响。

半个月后，朋友打电话来，告诉我，经过医院的检查，孩子果然是缺乏维生素A，现在已经在吃维生素A补充剂了。

1.缺乏维生素 A 的危害

维生素 A 能够增强骨骺软骨中的细胞活性，促进长骨骨骺中软骨细胞的增生；此外，还可以促进蛋白质的生物合成，促进骨细胞的分化，参与软骨素的合成，在多个层面促进骨骼的生长。

当孩子体内缺乏维生素 A 的时候，成骨细胞和破骨细胞之间的平衡会被破坏，或者由于成骨活动增强而使骨质过度增殖，或者使已经形成的、需要被吸收的骨质不吸收，导致骨腔变小，骨的结构粗短，骨质向外增生，压迫经过骨小管的神经和血管。

简而言之，如果缺乏维生素 A，骨头往纵向生长的作用就会减弱，而往横向生长的作用可能会增强，也就是说，骨头会长得又短又粗。

另一方面，孩子体内缺乏维生素 A，还会导致软骨素合成下降，从而影响身高的增长。

还有一点，维生素 A 还能够促进生长激素的合成，特别对夜间生长激素的分泌具有调控作用。如果孩子体内缺乏维生素 A，则会导致生长激素分泌减少，进一步影响身高的生长。

2.孩子缺乏维生素 A 的表现

当孩子体内缺乏维生素 A 的时候，一般会有四种比较明显的外在表现，家长平时一定要留心观察。

1）光线暗的时候，看不清东西，严重的甚至会出现夜盲症。这是严重缺乏维生素 A，导致的视网膜病变。

2）皮肤容易干燥、脱落皮屑，皮肤经常有瘙痒的感觉，并且平时汗液比较少。

3）生长发育迟缓，孩子的个子明显低于同龄人，骨骼粗短。

4）免疫力低下，经常容易感染疾病，且生病后不容易恢复，尤其容易患消化道和呼吸道的疾病。

3. 维生素 A 水平评价方法

去医院检查体内的维生素 A 水平，一般要抽血，做血清视黄醇浓度的检测。

血清视黄醇浓度	体内维生素 A 水平	应对办法
小于 0.35μmol/L	严重缺乏维生素 A	立即治疗，补充维生素 A
小于 0.7μmol/L	维生素 A 亚缺乏状态	有一点缺乏，适当补充
$0.7 \sim 1.05$μmol/L	维生素 A 不太充足	面临缺乏的可能
$1.05 \sim 2.44$μmol/L	维生素 A 含量正常	
≥ 4.19μmol/L	维生素 A 含量过高	有中毒风险或已经中毒

孩子的体内维生素 A 水平，最好每年检测一次。

4. 不同年龄孩子的维生素 A 摄入量

不同年龄的孩子，对维生素 A 的每日参考摄入量和最大耐受量都是不同的。这里我给大家提供一份，各年龄段儿童维生素 A 参考摄入量的表格。大家可以根据孩子的年龄，对照表格，选择适合的摄入量，帮助孩子补充维生素 A。

年龄（岁）	维生素 A 参考摄入量 （国际单位／天）		维生素 A 最大耐受量 （国际单位／天）
	男	女	
0 ～ 0.5 岁	1000		2000
0.5 ～ 1 岁	1166		2000
1 ～ 4 岁	1033		2333
4 ～ 7 岁	1200		3000
7 ～ 11 岁	1666		5000
11 ～ 14 岁	2233	2100	7000
14 ～ 18 岁	2733	2100	9000

5. 如何判断孩子是否需要补充维生素 A

我们判断孩子是否需要补充维生素 A，以及具体所需要的补充量，一般有以下 4 种参考标准。

（1）根据期望身高来判断

如果期望身高在正常参考值第 3 百分位数以上，那么孩子的血清视黄醇浓度应该保持在 $1.05\,\mu mol/L$ 以上。

如果期望身高在正常参考值第 50 百分位数以上，那么孩子的血清视黄醇浓度应保持在正常范围的上限，也即 $2.44\,\mu mol/L$。

（2）根据孩子的维生素 A 检测水平确定补充量

当血清视黄醇浓度小于 $0.7\,\mu mol/L$ 的时候，需要按照维生素 A 缺乏和亚缺乏的相关临床路径，进行诊治。

当维生素 A 水平在正常范围内的时候，可以根据维生素 A

检测值和期望身高，并根据孩子的年龄和性别，在维生素 A 每日参考摄入量到最大耐受量之间，选择适宜剂型的维生素 A 制剂，每天补充。

（3）根据孩子的饮食情况确定补充量

如果孩子每天的饮食中，维生素 A 含量丰富的动物性食品摄入不足，那么每天补充维生素 A 制剂。

补充剂量，可以在维生素 A 每日参考摄入量到最大耐受量之间，根据维生素 A 制剂的剂型来确定。

（4）根据孩子当前的身高水平确定补充量

如果孩子当前的身高水平低于期望身高，而且没有维生素 A 检测结果，那么可以每天补充维生素 A 制剂。

补充剂量，可以在维生素 A 每日参考摄入量到最大耐受量之间，根据维生素 A 制剂的剂型来确定。

6. 饮食补充维生素 A

富含维生素 A 的食物，一般可以分为两大类。

1）动物类食品，主要包括瘦肉、动物肝脏、蛋黄等。

家长们要知道，动物肝脏虽然富含维生素 A，但其胆固醇的含量同样很高，吃多了易导致血脂升高，不利于健康。所以，动物肝脏每周吃 2 次，每次吃 50 克左右即可。

瘦肉和鸡蛋要每天都吃，瘦肉每天吃 50 克，鸡蛋每天吃 1 个，可以保证基本的维生素 A 摄入量。

2）植物性食物，主要包括胡萝卜、红薯、南瓜、哈密瓜、西红柿、红辣椒等。

　　富含维生素 A 的植物性食物有一个特点，就是颜色多为橙黄色。平时家长选择富含维生素 A 的蔬菜时，就可以根据颜色来判断。

　　需要强调的一点是，植物类食物中的维生素 A，在身体里被转化利用的比例比较低；而动物性食品中的维生素 A，在身体里面的转化利用率会更高一些。

锌：孩子长不高，罪魁祸首可能是缺锌

> 锌对人体有促进生长发育、智力发育和提高免疫力的作用，缺锌会对我们的身体健康，特别是生长发育，造成严重影响。

锌可以促进骨骼的形成和钙化，促进胶原组织的形成，促进身高生长；同时，还可以促进生长激素、胰岛素样生长因子等会影响身高的重要激素的合成与分泌，对孩子的身高有重要影响。

此外，当孩子体内的锌供给充足时，胱氨酸、蛋氨酸、谷胱甘肽等内分泌激素的合成代谢才能够正常进行。

充足的锌可维持中枢神经系统的代谢和骨骼的代谢，保障和促进孩子的体格生长、大脑发育、性征发育及性成熟的正常进行。

1. 缺锌的危害

那么，当孩子体内缺锌的时候，会产生哪些不良影响呢？

1）导致味觉障碍，引发厌食、偏食。因为锌通过参加构成含锌蛋白和唾液蛋白，对味觉及食欲起促进作用。锌缺乏时会对味觉系统产生不良影响，使舌头上的上皮细胞脱落增加，堵塞味蕾的出口，导致味觉迟钝，并引起食欲显著下降。

2）对皮肤造成损害，特别是容易造成皮肤黏膜的损伤，比如口腔溃疡，受伤以后伤口不容易愈合，脸上长痘痘，等等。

3）导致生长发育迟缓，比如身材矮小瘦弱。

4）导致免疫力低下，经常容易感冒发烧。

5）导致智力水平低下。

这是孩子缺锌的 5 种危害，同时也是缺锌的外在表现。如果孩子出现以上 5 种情况之一，家长就要考虑孩子是不是体内缺锌。需要带孩子去医院做相关的检查，以明确孩子身体内的锌水平。

2. 医院检测方法

医院检查孩子是否缺锌，一般需要空腹抽血，做一个血液生化检查，查血清中的锌浓度，由医生根据检测值来判断孩子是否缺锌。

在没有医院检测结果的情况下，还有一个比较简便的可以判断孩子是否需要补锌的方法，那就是观察孩子的饮食情况和生长情况：如果孩子食欲不佳、肉食摄入过少、身高生长不理想，都可以适当补锌。

3. 不同年龄孩子所需补锌量

不同年龄的孩子，每天所需要的补锌量是不一样的。

年龄	每天需补充的锌量
6 个月以下	3 毫克
6 ～ 12 个月	5 毫克
1 ～ 13 岁	10 毫克
13 ～ 18 岁	15 毫克

注意，这个补充量，包括饮食和营养素补充剂的总量。

4. 锌剂种类

市面上常见的锌制剂，一般可以分为以下 3 种。

1）无机锌，包括硫酸锌、氧化锌、碳酸锌、硫化锌等。

其中的典型代表是硫酸锌，它结构简单、价格低廉，但是在人体中的吸收率比较低，只有 7%。不良反应明显，常见的是消化道反应，比如食欲减退、恶心、呕吐、腹痛、腹泻等。

2）有机合成锌，包括葡萄糖酸锌、草酸锌、柠檬酸锌、乳酸锌、甘草酸锌等。

这是最早开发的一类有机锌，它与无机锌相比，最显著的特点是对胃肠道的刺激作用明显减少，且口服吸收利用率比无机锌有所提高。

3）氨基酸螯合锌，有良好的化学稳定性，易于被人体吸收利用。

对于孩子来讲，一般服用葡萄糖酸锌或甘草酸锌就可以了。具体可以根据锌剂的剂型，适量补充。

另外，选择锌制剂时，尽量不要选择太甜的制剂，以免影响孩子的牙齿健康，也避免孩子养成嗜甜的不良饮食习惯。

5. 补锌过量的危害

给孩子补锌，一定要根据孩子的年龄和具体情况，适量补充。反之，如果补充过多，对孩子的身体也会产生不利的影响。具体主要包括以下 6 种。

1）过量补锌会抑制吞噬细胞的活性和杀菌力，降低人体的免疫功能，使抗病能力减弱，对疾病易感性增加。

2）大量补锌会导致孩子体内的锌、铜比值增大，从而使体内胆固醇代谢紊乱，产生高胆固醇血症。

3）过量的锌会抑制铁的作用，致使铁参与造血机制发生障碍，从而使人体发生顽固性缺铁性贫血。并且在体内高锌的情况下，即使服用铁制剂，也很难使贫血得到治愈。所以，在孩子补锌的过程中，最好定期化验血清锌。

4）长期大剂量摄入锌，可能导致体内的铜缺乏，从而引起心肌细胞氧化代谢紊乱、单纯性骨质疏松、脑组织萎缩、低色素小细胞性贫血等一系列生理功能障碍。

5）长期口服硫酸锌可能会引起恶心、呕吐、上腹部不适等消化道反应，重者可导致胃溃疡、出血，甚至穿孔。这是因为，胃中的盐酸与硫酸锌反应，生成了具有强烈腐蚀作用的氯化锌。

6）大剂量摄入锌制剂可能引起锌中毒。

注意：硫酸锌对人的最小致死量为 50 毫克 / 千克体重。当测定尿锌含量为 1000 微克 / 升以上时，说明人体已处于锌中毒的状态。

6. 食物补锌的方法

除了通过锌制剂来补充，家长还可以选择通过日常饮食帮助孩子补充身体所必需的锌。

补锌食物，可以分为以下 2 种。

1）动物性食物，包括贝壳类海产品、红色肉类、动物内脏等。

动物性食物中的含锌量普遍较多，每 100 克动物性食物中含锌 3 ~ 5 毫克，并且动物性蛋白质分解以后所产生的氨基酸还能促进锌的吸收。

2）植物性食物，包括豆类、花生、小米、萝卜等。

植物性食品中锌的含量较少，每 100 克植物性食品中大约含锌 1 毫克，并且相对不易被人体吸收，所以，通过饮食帮助孩子补锌，选择动物性食物比较好。

运动：毋庸置疑，能帮孩子长高

运动可以帮助孩子长高，这一点是毋庸置疑的。

1. 运动对骨骼的影响

身高是由身体四个部分的骨骼决定的，主要包括头颅的高度、脊柱的长度和弯曲度、下肢的长度及足弓的高度。

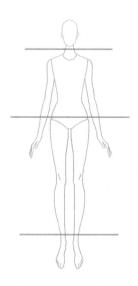

其中，与运动相关的骨骼部分有脊柱的长度和下肢的长度，

以及脊柱的弯曲度。所以，适宜的促进身高的运动应该是对脊柱和下肢有适宜刺激的运动，同时还要做适宜的形体训练，保持良好的脊柱弯曲度。这样，不仅可以达到理想的身高，还可以促进美丽健康身姿的形成。

我们根据身高生长的机制可以知道，对成长板有适宜刺激的运动对身高生长有很好的促进作用。

与身高密切相关的成长板分布在下肢的髋关节、膝关节和踝关节，有这些部位参与的关节碾磨运动，是有利于身高生长的。例如骑自行车、打篮球、踢毽子、跳绳、游泳等，都属于这一类运动。

脊柱的长度也是身高的重要组成部分，对脊柱有适宜刺激的运动，比如做体操，对脊柱的柔韧性有很好的促进作用，也可以适当刺激脊柱的生长。蹦蹦跳跳的体操，也属于抗阻力运动，还可以增强骨质健康，提高骨密度，对身高生长有很好的促进作用。

2.运动对生长激素的影响

相关研究表明，运动有促进生长激素分泌的作用。低强度运动20分钟后，生长激素的分泌量会比运动之前有所增加，血液中较高浓度的生长激素一般会持续20分钟左右。之后即使继续运动，生长激素的水平也会下降。

另外，在短时间内进行较高强度的运动也会刺激生长激素的分泌。

因此，我们可以利用运动激发生长激素分泌的特点，根据孩子对运动方式的喜好、运动承受能力、个性特点和条件，选择若干个时段的较高强度短时间运动或者低强度较长时间的运动，来达到身高促进的作用。

3. 不同年龄段孩子适合的增高运动

孩子在不同的年龄段，由于身体发育水平的不同，身体承受能力的不同，所适合的运动项目、运动时间、运动强度都是不一样的。家长在给孩子制订运动计划的时候，一定要根据孩子的年龄特点，有针对性地选择适合孩子的运动。

（1）0～1岁的孩子

0～1岁的孩子，一般可以自我调节运动量。每天在床上动动胳膊、踢踢腿，就能达到基本运动量，不需要家长过多干预。

（2）1～2岁的孩子

1～2岁的孩子，大部分已经可以走路了，适度走路就是最适合的运动。

★每天走1000米左右，可分两次进行，上午10点半左右，阳光比较好的时候，去户外走500米左右；下午4点左右，再去户外走500米。

注意：这个阶段的孩子，腿骨还没有发育完全，不要一次走太多路，以免对腿部的骨骼和肌肉造成损害。

另外，1～2岁的孩子还可以进行跳跃、上下台阶、扔球和投沙袋等运动。每次20～30分钟，每天2～3次。

（3）2～3岁的孩子

2～3岁的孩子，每天应该进行60分钟的非组织性身体活动。

★蹦蹦跳跳，在公园玩耍等，比如夹球跳、立定跳远、足尖走、接抛球、踩影子、金鸡独立等游戏，都是非常好的选择。

另外再做30分钟的规划性身体运动，如跑步、攀登、骑脚踏车等。

（4）3～4岁的孩子

从孩子3岁开始，就可以开始有计划地运动了。

但父母也要注意，此时孩子的身体各脏器还没有发育完全，功能也不完善，不适合做复杂的高强度运动。攀爬、跳动和跑步这三项运动比较适合这个时期的孩子，可以对成长板形成刺激，进而促进骨骼生长。

★以爬楼梯或沙发的方式来锻炼攀爬能力，以跳绳等方式来锻炼跳动的能力，以老鹰捉小鸡、捉迷藏等游戏来锻炼跑动能力等。

注意：这个时期孩子的运动量不宜过大，每次20分钟左右，每天累计1小时左右即可。

（5）4～5岁的孩子

四五岁的孩子，除了继续进行攀爬、跳动、跑步等运动外，还可以进行一些球类运动。

★拍篮球、踢足球等，提升运动协调能力。攀爬、跳动、跑步等运动的强度也可以适当加大一些。

运动时间可以控制在每次20～30分钟，全天累计运动时间1～2小时即可。

（6）5～6岁的孩子

从孩子5岁开始，运动强度可以进一步加大，适合的运动项目也有所增加。

★游泳、快走、慢跑、各种球类运动等，每次运动30分钟左右，全天运动时间为1～2小时。

需要注意的是，每种运动项目，在孩子刚开始练习的时候，要循序渐进。

以跳绳为例，刚开始孩子是不会的。这时候家长可以和孩子练习，先从跳空绳开始，然后让孩子学会跳第一个。孩子会跳后的第一周，每天可以先让他跳10个。完成之后，可以给一些奖励。从第二周开始，孩子每天的运动量逐渐增加。直到第三周，让孩子每天能够跳到30个左右。之后固定数量，并引导孩子坚持下去。

（7）6岁及以上的孩子

6岁以上的学龄儿童，可以选择的促进长高的运动更多。

★球类运动、游泳、骑自行车、跑步、踢毽子、跳绳、摸高等跑跳型的运动，都是不错的选择。运动时的强度，以运动时脉搏达到每分钟130～140次比较合适。条件允许的话可以佩戴儿童运动手环来监测脉搏心率。

每次运动持续时间30～40分钟，每天可运动若干次。

安排运动时间要避开进餐后1小时和进餐前半小时、睡前1小时。

从上面我们列举的参考例子中也提到了，在孩子运动的时候，家长要注意针对孩子的保护。

可以在运动前让孩子做好热身，一旦孩子在运动过程中表现出过度疲劳的样子，或者动作变形，或者有任何疼痛感，都可以酌情停止。

4. 不利于孩子长高的运动

合理的运动可以帮助孩子长高，但不合理的运动却可能影响孩子的正常发育，反而不利于孩子的身高生长。

（1）跪地或拉伸韧带的舞蹈基本功

如果孩子长时间练习舞蹈，其中的一些基本功训练，比如需要跪地的姿势，或者过度的韧带拉伸动作，可能会损伤孩子的成长板，导致孩子长不高。

（2）超过孩子耐受能力的运动

时间过长、强度过大、超过孩子耐受力的运动，如马拉松比赛等，也会对孩子的身体造成伤害，对孩子的身高生长同样是不利的。

（3）爆发性的运动

举重、投掷铅球、扔铁饼等爆发性的运动，会让孩子的骨关节受到过重的压力，可能导致关节处的软骨组织受伤，不仅不利于孩子长高，还可能引发其他病症。

（4）单纯的上肢运动

吊单杠、引体向上等单纯性的上肢运动，可以使肌肉更加强健，但这种过于增肌的运动反而可能会抢走骨骼的营养，对促进身高没有直接的作用，还可能影响长高。

此外，家长还要注意，若孩子日常的运动频率过高，超高孩子的承受能力，也是不利于身高增长的。

睡眠：睡不好，孩子也会长不高

脑垂体分泌多种激素，其中的生长激素管理着人体的生长和发育。而生长激素的正常分泌，是身高正常生长的必要条件。

睡眠对身高的影响，主要在于生长激素的分泌上。

1. 生长激素在睡眠中分泌

研究发现，生长激素的分泌量随着年龄的增长而变化。新生儿每天的睡眠时间超过 20 小时，24 小时都有生长激素分泌，血液中生长激素的浓度水平相对较高。从童年开始，生长激素只在睡眠时分泌。青春期后，生长激素的分泌在睡眠期间呈线性增加。20 岁以后，生长激素的分泌逐渐减少。可以看出，在睡眠中，生长激素分泌最为旺盛。一天 24 小时内生长激素的分泌也不同。

生长激素一般呈脉冲式分泌，也就是一波一波的分泌。一天当中，生长激素分泌最高峰一般是在夜里 11 点到凌晨 1 点之间。而生长激素一般是在孩子睡着 1～2 小时进入深睡眠时，分泌才达到高峰。

所以这样算下来，孩子至少应该在 9 点 30 分左右上床，10 点之前睡着。这样过 1～2 小时，到夜里 11 点的时候，孩子就进入了深睡眠，正好也是生长激素分泌节律的高峰时期。两个条件相吻合，就能让生长激素分泌达到一个理想的峰值。

从夜里孩子开始睡觉到早晨 7 点左右，整个期间，生长激素一共有 3～4 个分泌的峰值。夜里 11 点到凌晨 1 点之间分泌的峰值最高，除此之外还有几个小的分泌峰值。所以从这一角度出发，要保障孩子长高，就需要让孩子睡足够的时间。

另外，夜里 11 点到凌晨 1 点这段时间，尤其要保障孩子安稳睡眠，不要随意给孩子喂奶、喝水、擦汗、换尿布、换衣服，或者把孩子唤醒上厕所。如果这段时间孩子的睡眠被打断，将会严重影响其生长激素的分泌。

要想让孩子长得高，就要让孩子早睡觉。

因为夜间生长激素的分泌，上半夜是要超过下半夜的，其中 22:00—2:00、5:00—7:00 是分泌量最大的 2 个时间段（高峰时段在 23:00—1：00 及早晨的 6:00 左右），其分泌量约占总量的 90% 左右。

3. 睡眠时间也不宜过长

也有不少家长问我，是不是孩子的睡眠时间越长越好。答案当然是否定的。睡眠时间过长，对身体健康同样是不利的。

1）如果孩子睡眠时间过长，到了该吃饭的时间还在睡觉。此时胃里的食物已经排空，但胃液仍在分泌，那么胃液就会腐蚀胃黏膜，对胃造成伤害。同时，早上不按时吃饭，还会影响胆囊中分泌的胆汁不能及时排出，反过来又会影响孩子的消化功能。

2）孩子睡眠时间过长，会导致心脏活动减弱。心脏活动减弱，导致心脏泵血减少，会使身体的重要脏器，如肝脏、肾脏等供血不足，这样也是对孩子的健康不利的。

3）孩子睡眠时间过长，可能会导致神志恍惚、思维迟钝，对事物的反应能力变慢，影响学习能力。

4）孩子睡眠时间过长，还会导致身体基础代谢率下降，会使浑身软弱无力，容易疲倦。俗话说，"睡得浑身瘫软"，就是这个意思。

所以我们说，孩子睡眠时间太少，对身高生长是不利的，睡眠时间太长也是不合适的。

那么，孩子每天睡多长时间才是科学合理的呢？

中学生每天睡 8 小时，小学生需要睡 9 小时，幼儿园的小朋友最好睡够 10 小时。

孩子年龄越小，需要的睡眠时间越长。

3. 培养孩子良好的睡眠习惯

那么，家长应该怎样引导孩子养成良好的、健康的睡眠习惯呢？

1）给孩子营造一个良好的睡眠环境。

有科学研究表明，儿童的睡眠问题，有百分之三十是由睡眠环境造成的。

孩子睡觉的卧室环境，有以下几点问题要注意。

孩子睡觉的时候，卧室的光线应该暗一些。

午睡的时候，要把窗帘拉上，最好是不透光的厚窗帘，避免阳光照射进来。

晚上睡觉时，房间不要开小夜灯。因为光线会影响孩子的睡眠质量，导致孩子难以进入深睡眠。

孩子的卧室，必须通风良好，保持空气的流通，这样才能避免房间出现异味，影响睡眠。

孩子睡觉的时候，最好保持房间安静。这时家长最好不要大声讲话、看电视、打牌等。只有保持房间安静，才能让孩子更快地入睡。

此外，家长还要以身作则，不要晚睡，给孩子树立一个榜样。如果家长每天晚睡，孩子就会对晚睡习以为常。反之，如果家长每天早早上床睡觉，孩子也更容易养成早睡的习惯。

2）孩子处于生长发育阶段，新陈代谢旺盛，卧室温度不宜过高，22～25℃就可以了。

3）1岁以上的孩子，睡前2小时最好不要让孩子喝奶或者吃东西，因为在有一点点饥饿感的状态下睡觉，更有利于生长激素的分泌。

4）孩子睡觉时的适宜的湿度是50%～60%。北方冬季有暖气的时候，要注意卧室内的空气不要太干燥，可以用加湿器或者采用在暖气上放湿毛巾的方法维持室内一定的湿度。

5）孩子睡觉时，不要穿太多的衣服，主要把前胸和肚脐周围护住就可以了。尽可能穿薄的、吸汗的纯棉睡衣。

4. 科学午睡，时间适宜

如果孩子午睡时间太长，晚上实在睡不着，应该怎么办呢？家长可以在孩子午睡一两个小时以后，把孩子轻轻地唤醒。

如果孩子超过适宜的午睡时间依然睡意浓、精神状态差，家长可以给孩子喝一杯水或喝含一点点糖分的饮料。喝水可以补充孩子体内流失的水分，喝稍含糖分的饮料可以帮孩子补充能量、缓解疲劳，让孩子尽快从昏沉的睡意中彻底清醒过来。

那么，孩子午睡多长时间是合适的呢？

根据孩子的年龄，可以有不同的午睡时间。

一般 1 ～ 3 岁的孩子，午睡 1.5 ～ 2 小时就可以。

3 ～ 6 岁的孩子，午睡时间一般为 1 ～ 1.5 小时。

6 岁以上的孩子，午睡时间可以是半小时至 1 小时。

孩子在吃完午餐之后，不要马上就去睡觉，最好休息半小时左右再去睡觉。

我推荐的时间安排是：12 点结束午餐，12 点半左右上床午睡。

如果孩子的午睡时间科学合理，晚上一般是可以做到在 10 点之前睡着的。

情绪：孩子长不高，可能是坏情绪在作祟

情绪对身高的影响早有专家关注。

孤儿院的孩子，身高增长不足的比例通常较高；被考试压力笼罩的孩子，身高生长常常不尽如人意；假期中孩子身高生长的速度往往高于考试的月份，等等，这些现象都充分说明了情绪对身高的影响。

不良情绪会对生长激素的分泌造成负面影响，阻碍消化道对营养物质的消化与吸收，影响孩子的睡眠，而这些最终都会影响孩子身高的生长。而愉悦的情绪就像催化剂，可以让营养和睡眠等起到更好的促进身高生长的作用。

但是在平时的生活中，很多家长往往只关注孩子有没有吃饱穿暖、学习成绩怎么样，却忽视了孩子的情绪问题。

殊不知，对孩子的情绪教育，应该从一出生就开始。并且，不同年龄段的孩子，所需要的情绪教育方式也是不同的。

1.0～6岁婴幼儿的情绪教育

对于0～6岁的儿童，家长可以通过以下3种方式，来教孩子保持良好情绪，防止不良情绪的产生。

（1）要让孩子学会对情绪的识别和表达

小孩子即使产生了不良情绪，也不懂识别，更不会用语言来表达，于是会产生脸红、挥拳头、哇哇大哭、尖叫，甚至满地打滚等种种表现。

这时，家长需要根据实际情况，教孩子认识，什么样的情绪是生气，什么样的情绪是不满，什么样的情绪是紧张，等等。

同时，还要教会孩子用语言来表达自己的情绪，而不是用哭闹等方式。

这样，当孩子下次再出现同样的情绪感受时，会主动说出"我难过了""我生气了"，这是孩子向外界寻求帮助的第一步。因为只有准确表达出自己的情绪，才能够进一步获得家长、老师或小伙伴对自己情绪的关注，进而协助消解不良情绪。

（2）要让孩子学会情绪发泄

对于0～6岁的婴幼儿，家长要教给孩子一种"无伤规则"。也就是说，当孩子的情绪激烈，需要发泄的时候，要做到，既不伤害自己，也不伤害他人，同样不能损害财物。

比较适合的方法是，给孩子准备一个摔不坏、打不烂的发泄玩偶。当孩子的情绪很差、很激动的时候，可以先通过击打发泄玩偶来释放自己的情绪。伴随着这种行为的宣泄，孩子的不良情绪也会逐渐被释放，最终趋于平静。

（3）要让孩子体验挫折情绪

"挫折情绪"是孩子在遭受打击之后出现的情绪，常常表现为失落、内疚等。

从心理学的角度来说，0～6岁的婴幼儿正处在心理发育的关键时期，经历一定的挫折对心理健康是有好处的，因为挫折会破除孩子的"全能感"，让孩子能够更好地面对真实的自己。

因此，家长应该让孩子适当经历挫折，从小就认识到，任何人都不是完美的，都会犯错，重要的是改正错误、不断进步。这样，才能在以后的人生中不至于被困难和挫折打倒。

2. 6 ～ 13 岁儿童的情绪教育

当孩子到了 6 岁以后，尤其是 6 到 13 岁，这一时期，孩子的不良情绪主要来源于以下两个方面。

（1）家长的高标准要求

这主要表现在学习方面。

小学阶段的功课，相对简单，所以孩子们在学习方面有一个特别突出的特点：爱学习的孩子，往往学习成绩都比较好，一般不会因为学习而产生焦虑、紧张等不良情绪。

而不爱学习的孩子，往往也不把学习当回事儿，不会因为自己学习成绩差而烦恼。唯一让他们烦恼的是什么呢？是家长的高标准要求。

有些孩子，考试得了 30 分，自己用红笔把 3 改成 8。还有的，老师要求家长在试卷上签名，孩子没及格，不敢把卷子给家长看，于是自己模仿父母的签名写上去。

为什么会这样呢？

因为怕被家长批评，甚至怕挨揍，每天忧心忡忡。所以有相关研究发现，每到考试的月份，很多孩子的身高生长速度都会相对减慢。

（2）长对孩子的负面影响

比如说，有的家庭，夫妻双方感情不和，经常当着孩子的面争吵，就会使孩子产生紧张焦虑的情绪。还有的家长，工作上不顺心，回家就把气撒在孩子身上。也有的家长，虽然控制住了自己的坏情绪，没有对孩子吼叫，但是整天闷闷不乐、唉声叹气。像这次新冠疫情期间，经济不景气，有些家长面临失业，或者生意不景气，精神压力特别大。这种情绪也会感染到孩子，导致孩子情绪低落。

这种来自父母的影响，是导致孩子产生不良情绪的第二个原因。

原因找到了，那么家长应该怎么做呢？

一是不要提出超出孩子能力范围的要求。当孩子达不到要求的时候，先想办法帮助孩子一起找原因，想解决办法，而不是打骂训斥。如果孩子经过努力后，依然达不到要求，那就适当放低要求，减轻孩子的心理压力。

二是给孩子营造一个温馨愉悦的家庭环境。父母尽量不要当着孩子的面吵架，或者表现出悲伤、苦闷等情绪。即使生活有难处，也要用积极乐观的心态去面对，去切实解决问题，也可以借此培养孩子坚强乐观的品质。

3. 13 ～ 18 岁孩子的情绪教育

孩子进入青春期后，由于身心的进一步成长发展，其情绪问题的表现又会有所不同。

13 ～ 18 岁的青少年，身心发展主要有以下 5 个特点。

1）身心发展不平衡。青少年正处于青春发育期，身体的外形和功能都越来越成熟。生理的迅速发展会使孩子产生"成人感"，这与孩子半成熟的心理发展状态相矛盾，进而会出现身心发展的不平衡。

2）性意识觉醒。青少年时期，孩子的生殖系统不断发育、完善，性意识也不断觉醒，主要表现为对异性产生强烈的兴趣，想要接近异性。

3）心理的封闭性与开放性并存。青少年的自我意识迅猛发展，主要表现为关心自己的外貌、在意自己的价值、重视个性的发展等。在这种情况下，不少孩子会感觉父母、老师难以了解自己的想法，因此拒绝交流，呈现出心理的封闭性。然而，这一时期的孩子，内心又普遍渴望与朋友交流、得到认可，呈现出心理的开放性。

4）情绪两级化特征明显。青少年对情绪的调控能力不够完善，容易将情绪扩大化，主要表现为成功时激动不已，失败时郁郁寡欢。

5）独立意识增强，却又渴望精神依赖。青少年逐渐进入"心理断乳期"，表现为反抗家长、老师的管束，希望获得更多的自主权。

但是，由于心理上处于半成熟状态，这一时期的孩子又希望得到家长、老师在精神上的理解、陪伴与保护。

针对这一时期孩子的心理和情绪特点，家长需要做到以下几点。

一是在合理范围内，给孩子更多的自主权，不要事事干涉。

二是尽量与孩子做到平等交流，如果孩子不愿意对父母敞开心扉，也不要强迫他。

三是给孩子更多的交友空间，让孩子可以通过朋友间的交流来纾解情绪。

四是，如果发现孩子有早恋迹象，也不要采取简单粗暴的解决办法，而要采取引导教育的方式，教孩子正确处理情感和学业之间的关系，懂得恋爱的责任，以及学习的意义。

以上就是不同年龄段孩子的情绪特点，以及家长需要采取的情绪教养方法。

关键的青春期：抓住身高生长的最后阶段

有一年夏天，一位家长带着刚刚结束高考的孩子来找我咨询身高问题。

这个孩子 18 岁，经过测量，身高 168 厘米，体重 52 千克。

孩子的父亲身高 175 厘米，母亲身高 165 厘米。

也就是说，孩子的身高没有达到遗传身高水平，后天环境对孩子的身高起到了阻碍作用。

经过询问得知，这个男孩学习非常努力，日常时间都用在读书上，很少进行户外运动，晚上经常学习到深夜。

孩子的妈妈一直认为，学习好才能有出息，身高以后还会长，不用着急。直到高考以后，才开始重视孩子的身高问题。

可是，根据手骨片的判断，孩子的骨龄已经达到 18 岁，成长板全部钙化消失，骨骺线已经闭合，不会再有长高的空间了。

1. 身高生长顺序

我们想知道孩子的身高是不是已经停止生长，首先需要了解，孩子的身高是按照什么样的顺序生长的。

一般情况下，人身体各个部分的长度、比例，是随着年龄的增长而有所变化的。

孩子出生以前，脊柱的生长速度会快于四肢的生长速度，所以刚出生的孩子，都是四肢比较粗短的。

孩子出生以后，生长速度就调过个儿来了，四肢的生长速度要快于脊柱的生长速度。其中，下肢的生长速度又要快于上肢的生长速度。所以家长会发现，孩子的腿越来越长。

根据一般的审美标准，衡量一个孩子身材比例好不好，就是看腿的长度。相对于腿短的孩子，人们往往认为腿长的孩子身材比例更好。

所以我们在进行身高促进和调控的时候，第一个首要的目标就是，让下肢，也就是腿骨的生长时间变得更长一些。

2. 身高生长快要停止的标志

当孩子开始进入青春期，也意味着孩子的身高生长进入倒计时了，所以家长必须知道这一点，把握住孩子身高生长最后阶段的机会。

1）女孩进入青春期后具体的表现是，乳房开始发育。这时候女孩的骨龄一般为 9.5 岁。

女孩从乳房开始发育到初潮到来这段时期，是女孩身高生长加速的黄金时期，这一阶段的骨龄一般是 9.5 至 12 岁，在这一时期，女孩的身高生长速度一般可以达到一年 7 ～ 8 厘米。

这个生长黄金时期，一般可以持续 1 ～ 3 年。

绝大部分女孩在骨龄 11.5 岁到骨龄 12.5 岁出现初潮，平均出现初潮的骨龄是 12 岁。由于骨龄和年龄有差距、不同步，因此女孩出现初潮的年龄跨度很大，可以从 10 岁到 15 岁不等。

2）男孩青春期到来的时间，一般比女孩晚两年。

男孩青春期开始的标志，是睾丸体积开始增大。一般到了睾丸体积超过 4 毫升的时候，也就标志着开始了青春期发育。这时候男孩的骨龄是 11.5 岁。

当睾丸体积超过 10 毫升的时候，男孩开始进入快速生长期。

身高猛增一般会出现在骨龄 11.5 岁到骨龄 14 岁的这个阶段，这一阶段，每年的身高生长一般可以达到 7 ～ 9 厘米，可以持续 1 ～ 3 年。

男孩骨龄 14 岁之后、女孩骨龄 12 岁以后，身高生长一般平均还有 5 厘米的生长空间。

当男孩的胡须增长量变大，需要剃须的时候，一般也就意味着身高生长发育已经达到末期，往后身高很难有较大幅度的增长了。

3. 青春期促进身高生长的方法

孩子进入青春期后，应该采取哪些方法来促进身高的生长呢？

1）每天保证 50 克肉、1 个蛋、500 毫升奶。不要劝孩子多吃。同时，不吃豆制品，少吃水产品，尽量不吃甜食。

2）每天测量体重。如果当天体重超过前一天，就要减少当天的主食量，尽量不吃水果，尤其是香蕉等甜度高的水果。如果吃了水果，就要减少同等重量的主食。

3）每天做 2～4 次高强度的运动，每次 5 分钟，让心率达到每分钟 140 次左右，可以促进生长激素的分泌；或者每天做 20～40 分钟中等强度的运动，也可以促进生长激素的分泌，可以选择跳绳、踢毽、高抬腿、跑步等比较安全的、可以增强骨质健康的运动方式。

4）保持充足的睡眠，每天晚上 10 点之前入睡，每天睡够 8 小时。

5）保持心情愉悦，同时少接触言情小说和电视剧等，以免相关情节会刺激孩子的脑垂体分泌性激素，加速骨龄增长。

6）少喝或尽量不喝超市售卖的塑料瓶装水，也不要使用塑料饭盒。因为塑料制品在温度较高的情况下，会释放环境激素，环境激素的作用与雌激素类似，可能会加速骨龄增长。

7）可以在医生的指导下，使用中药延缓骨龄的增长，具体用法与用量，需要医生根据不同孩子的个体情况，综合判断并给出建议。

4. 判断身高生长是否停止的方法

腿骨不可能无限度地生长，当孩子的身体发育到某一个阶段，腿骨的生长会自然停止。父母要多关注孩子腿骨的生长情况，以便尽早做出相应的对策。

（1）拍手骨 X 光片

判断腿骨是不是已经停止生长，最有效的方法就是拍一张手骨片。根据手骨片所显示的骨骼情况进行判断。

首先看掌骨和指骨的成长板，如果这两个部位的成长板已经钙化消失，再看一下桡骨和尺骨。因为只有当掌骨和指骨的成长板闭合以后，桡骨和尺骨的成长板才会闭合。

如果桡骨和尺骨的成长板也都全部钙化消失了，那基本上就没有长高的可能了。

（2）拍膝关节的 X 光片

如果不放心，可以再拍一个膝关节的 X 光片，看看股骨和胫、腓骨的成长板是否存在。因为手骨和膝关节部位的成长板闭合时间基本一致，一旦膝关节部位的成长板闭合，身高基本就停止生长了。

（3）脊柱的微弱生长

在下肢停止生长以后，孩子的脊柱长度还会有所增长。因为在脊柱上面，每两个连接的椎体之间，存在着弹性软骨，也就是椎间盘。在其他部位的成长板钙化融合以后，脊柱部位的弹性软骨部位还会有一点点微小的生长。

另外，脊柱的弯曲度也会有一些改变，使身高有微小的变化。总体而言，下肢骨停止生长以后，脊柱一般最多只会有 2 厘米以内的生长空间。

所以，家长不能等到发现孩子已经不长个儿了，才关注孩子的身高问题，更不能把孩子长高的希望寄托在青春期后的脊柱生长上面。

【健康问答】

问：长高需要的主要营养素有哪些？

问：饮食之外影响身高的因素有哪些？

问：孩子长高有哪几个关键时期？

问："二十三窜一窜"这种说法是真的吗？

【健康时间】身高思维导图

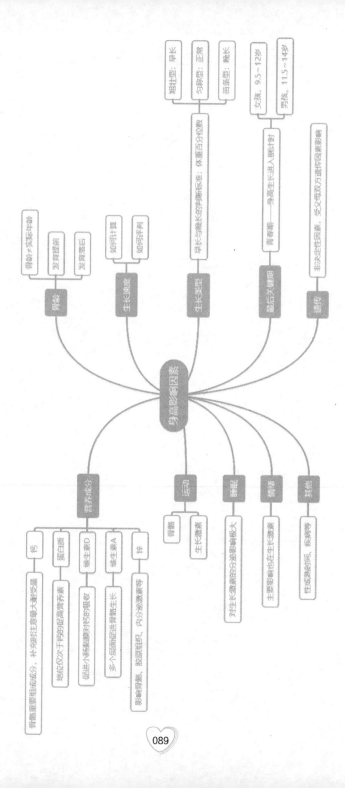

身高影响因素

骨龄
- 骨龄≠实际年龄
- 发育提前
- 发育落后

生长速度
- 如何计算
- 如何评判

生长类型
- 早长与晚长的判断标准：体重百分位数
  - 粗壮型：早长
  - 匀称型：正常
  - 苗条型：晚长

最后关键期
- 青春期——身高生长进入倒计时
  - 女孩，9.5~12岁
  - 男孩，11.5~14岁

遗传
- 非决定性因素，受父母双方遗传因素影响

营养成分
- 钙
  - 骨骼重要组成成分，补充钙注意量大淹受量
- 蛋白质
  - 地位仅次于钙的促进增高营养素
- 维生素D
  - 促进小肠黏膜对钙的吸收
- 维生素A
  - 多个层面促进身高生长
- 锌
  - 影响睡眠、胶原组织、内分泌激素等

运动
- 弹跳
- 生长激素

睡眠
- 对生长激素的分泌影响极大

情绪
- 主要影响他在生长激素

其他
- 性成熟的时间、疾病等

第二章

牙齿保健：健康牙齿需要保护

牙齿保健是指对牙齿的保护，健康的牙齿表现为牙齿整齐、洁白，没有牙齿疾病，口腔无异味，咀嚼功能正常等。
　　拥有一口健康的牙齿，不仅关乎孩子的健康，更关乎孩子的美丽与自信。

口腔卫生：牙齿需要良好的生长环境

大部分孩子在刚出生的时候是没有牙齿的，所以有些家长就认为，这一时期还不需要关注孩子的口腔卫生。事实上，这种观点是不科学的。孩子在长牙之前，同样需要适度清洁，保持口腔卫生。

1. 长牙之前的口腔卫生

家长把手充分清洗干净后，用医用纱布将自己的食指缠绕包裹住，使用纯净水将手指上的纱布沾湿，在孩子的口腔内轻轻转两圈，将孩子的上颚、下颚、牙龈、舌头都轻轻擦拭一遍，就可以了。每天早晚各清洁一次。

孩子的口腔护理，需要从出生就开始重视起来，这样才能避免口腔疾病，同时也为乳牙的萌出创造一个良好的口腔环境。

2. 长牙之后的口腔卫生

孩子在萌牙期间，就可以开始"刷牙"了。刷牙主要是为了清除牙菌斑、食物残渣及软垢等。

牙菌斑是龋病和牙周病的重要诱因之一，是指未矿化的细菌性沉积物，它们牢固地黏附于牙齿表面、牙齿间隙、牙齿修复体表面或口腔内的其他软组织上，由黏性基质和嵌入其中的细菌共同组成。根据所在部位的不同，可以分为龈上菌斑和龈下菌斑两种。

食物残渣是指食物被牙齿咀嚼后，遗留在齿缝间的食物碎屑。

软垢又被称为白垢，是疏松地附着在牙齿表面、牙齿修复体表面、牙石和牙龈缘处的软而黏的沉积物，主要由食物碎屑和细菌组成，因质地柔软而得名。软垢附着不像牙菌斑那样紧密，比较容易清除。

（1）乳牙的清洁

乳牙的清洁分以下两种情况。

★孩子在刚刚长出一两颗乳牙的时候，可以使用婴幼儿专用的硅胶指套牙刷。

家长可以将硅胶指套牙刷套在自己的食指上，轻轻擦拭孩子的牙齿和牙龈。通过这种方式，可以将口腔内残留的奶渍和辅食残渣清理干净，防止孩子出现蛀牙。

★孩子的牙齿长到4～5颗的时候，可以开始使用硅胶固齿牙刷。

这种牙刷的刷头的弹性比较好，而且软硬适中，既能清除牙上的残渣，又能按摩和保护牙床。

肢体协调能力发育比较好的孩子，可以自己学着动手刷牙；如果孩子的手部协调能力还没有发育完善，也可以由家长帮助孩子刷牙。

（2）刷牙的方法

目前中华口腔医学会推荐使用水平颤动拂刷法。

将刷头置于牙颈部，刷毛指向牙根方向，刷毛与牙长轴大约呈 45°角，轻微加压，使一部分刷毛进入牙龈沟内，部分置于牙龈上，以 2～3 颗牙为一组开始刷牙，用短距离水平颤动的往返动作，加压扭转牙刷。

在同一个部位至少刷 10 次，然后将牙刷向牙冠方向转动，继续拂刷牙齿的另外一面。

刷完第一个部位之后，将牙刷移至下一组 2～3 颗牙的位置，注意与第一个部位保持有重叠的区域。

刷上牙时，将刷头竖放在牙面上，使前部刷毛接触龈缘，自上而下拂刷。刷下牙时，自下而上拂刷。刷咬合面时，刷毛指向咬合面，稍用力做前后短距离来回刷。

（3）儿童牙刷的选择

等孩子长出 12 颗牙时，就可以使用普通的儿童牙刷刷牙了。选择牙刷的时候需要注意，最好选用硅胶柄、硅胶头、细软尼龙刷毛的儿童牙刷。因为硅胶柄和硅胶头材料安全无毒、无气味，孩子使用比较安全。而细软的尼龙刷头，既可以有效清洁孩子牙齿的缝隙，又不会因硬度过大而对牙龈造成损伤。

另外，也可以给孩子选用电动牙刷，电动牙刷的清洁力要比手动刷牙强一些。

电动牙刷分为旋转式与声波式两种。对于孩子来讲，声波式电动牙刷是比较适合的。因为，相对而言，旋转式电动牙刷对牙齿表面的磨损更大，而且清洁牙齿缝隙的能力不如声波式电动牙刷。

（4）牙膏的选择

除了牙刷，牙膏的选择也是至关重要的。

孩子在 1 岁以内，不需要使用牙膏，用清水清洁口腔就可以了。因为这一时期孩子的口腔还没有发育好，比较娇嫩，使用牙膏会对孩子的口腔皮肤和黏膜造成刺激。

孩子 1 ～ 3 岁的时候，可以使用不含氟的儿童牙膏。因为这一时期，孩子吃的食物种类开始丰富起来，开始形成软性牙垢，需要加大清洁力度。但是，这时很多孩子还不能很好地控制吞咽，容易吞食牙膏，所以需要使用不含氟的儿童牙膏。

3 岁以后的孩子，一般已经能够比较好地控制吞咽，可以使用含氟牙膏了。因为含氟牙膏不仅能够抑制口腔细菌的生长，而且可以提高牙齿的硬度，增强牙齿的抗酸能力，预防龋齿。

孩子使用牙膏的时候，一定注意牙膏的使用量，每次只能使用黄豆粒大小。高氟地区的孩子，使用含氟牙膏时要先咨询医生。

诞生牙：要不要保留视情况而定

> 诞生牙，也称为出生牙，是指孩子在出生时就已经萌出的牙齿，一般出现在下颚前牙处。

现代医学认为，诞生牙就是过早萌出的乳牙。由于萌出太早，牙根尚未发育，因此非常容易松动。具体怎么处置，要分情况而定。

1. 最好拔出的情况

如果诞生牙摇摇欲坠，最好及时去医院就诊，由医生判断是否需要拔出，以免脱落被孩子吸入呼吸道造成危险。

2. 可保留的情况

如果诞生牙没有发生松动，也没有歪斜，则可保留。

需要注意的是，在吸吮时有时候诞生牙会对孩子的舌系带造成摩擦而导致溃疡。如果出现这种情况，可以调磨诞生牙或改用汤匙喂养，并在溃疡处涂用药物治疗。

营养素：牙齿生长需要三大成分

孩子开始长牙以后，会对一些特定的营养物质产生较大需求。

1. 钙，牙齿的主要构成成分

构成牙齿的主要成分就是钙，因此孩子在长牙期间对钙的需求量非常大。

但是，家长也不能盲目地给孩子补充钙剂。最好先去医院检查一下，看孩子是否有缺钙的表现，如果确实缺钙，则可以在医生的指导下适量补充；如果通过检查发现孩子并没有缺钙，则不需要补充钙剂，只需要在日常饮食中添加一些含有丰富钙质的食物就可以了，比如母乳、婴儿奶粉中都含有丰富的钙质。

2. 维生素 D，帮助身体吸引钙

维生素 D 能有效帮助孩子的身体吸收钙。食物中的钙经过肠道时，维生素 D 可促进肠黏膜对钙的吸收。最新的科学研究表明，如果孩子的体内缺乏维生素 D，那么他所补充的钙，能够被身体有效吸收的，不会超过 10%。

根据《中国居民维生素 D 参考摄入量》标准，2 岁以内的儿童每天维生素 D 的摄入量为 400 国际单位。可以去药店买专门的维生素 D 滴剂，每个滴剂一般为 400 毫克，吃 1 个即可。

3. 蛋白质，促进牙釉质的发育

蛋白质能够促进牙釉质的正常发育，对于萌牙期的孩子来说是至关重要的。

能够通过饮食获得的蛋白质可以分为两种：一种是动物蛋白质，可以通过肉类、蛋类、鱼虾等食物获得；另一种是植物蛋白质，广泛存在于豆制品当中。

乳牙龋齿：减少夜间喂奶次数可预防

乳牙龋齿，顾名思义，就是发生在乳牙时期的龋齿。

1. 父母要及早重视

乳牙期龋齿的发病率比较高，且危害很大。由于乳牙龋齿的症状不如恒牙明显，所以症状轻微时，孩子一般反应不会很明显，家长也很容易忽视。

等到发展为牙髓病或根尖周病，孩子疼痛难忍，影响进食与睡眠时，家长才带孩子去医院就诊。这不仅给孩子造成了痛苦，给治疗增加了困难，还会影响治疗的效果。

所以，乳牙期的牙齿保健，家长一定要及早重视起来，防患于未然。

2. 减少夜间喂奶次数，防止乳牙龋齿的出现

孩子的乳牙萌出以后，要逐渐调整喂养习惯，合理添加辅食，减少喂奶次数，尤其要减少夜间喂奶的次数。到孩子 1 岁左右，最好就不要再给孩子吃夜奶了。这样做，一方面可以提高孩子的睡眠质量，另一方面也是为了防止孩子发生龋齿。这种因吃奶导

致的龋齿，被称为"奶瓶龋"。

减少夜间喂奶的次数为什么就会有助于防止乳牙龋齿的出现呢？

原因其实也很简单。

我们知道，口腔分泌的唾液可以冲刷掉牙齿表面的食物残渣，还可以平衡口腔内的酸碱性，有促进牙齿再矿化的作用，但孩子睡觉时，口腔内分泌的唾液量会大大减少。如果经常在夜间喂奶，孩子吃完奶之后马上进入睡眠状态，口腔不能分泌足够的唾液来冲刷牙齿表面残留的奶渍，长此以往极易形成蛀牙。

换牙期：要记住几个重要时间点

人一生总共有两副牙齿——乳牙和恒牙。

1. 乳牙和恒牙

乳牙一般有 20 颗，上下各 10 颗，从出生 6 月左右开始萌出第一颗，到 2 岁半左右萌出完毕，6 岁左右乳牙开始脱落，一般在 12 ～ 13 岁时会乳牙全部被恒牙替代。

恒牙全部出齐共 32 颗，上、下颌各 16 颗。一般来说，第一磨牙首先长出，其他大部分在 14 岁左右出齐。

2. 换牙

所谓换牙，指的就是从乳牙脱落到恒牙长出的整个过程。

一般来讲，在每颗乳牙牙根的下面，都有一个恒牙胚。随着孩子的生长发育，恒牙胚也逐渐发育并萌出。恒牙萌出时，会压迫乳牙根，使乳牙根渐渐被吸收，变得越来越短，直至完全消失。于是，乳牙开始脱落，恒牙逐渐长出。

在孩子 5 ～ 6 岁时，部分家长会发现孩子的乳牙开始松动，这就表明，孩子的换牙期来临了。

3. 牙齿脱落顺序

孩子在换牙期，牙齿会按照一定的顺序逐个脱落。

1）6～7岁时，大部分孩子下颌的乳中切牙（中门牙）开始松动、脱落，不久后在此处长出恒中切牙；同时，在第二乳磨牙的后方长出第一磨牙。此后，其他牙也陆续替换。

2）乳牙到12～13岁会全部脱落，全部替换为恒牙。

3）12～14岁，在第一磨牙后面长出第二磨牙。

4）18岁以后长第三磨牙（也即常说的智齿），但是有些人没有第三磨牙，这也属于正常现象。

乳切中牙（6～7岁开始脱落）

乳切侧牙 ——

乳尖牙 ——

第一乳磨牙 ——

第二乳磨牙 ——

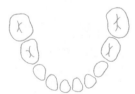

乳牙
（2岁半左右萌出完毕，
12～13岁全部被恒牙代替）

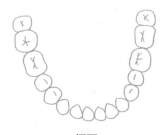

中切牙 7 ～ 8 岁　侧切牙 8 ～ 9 岁

尖牙 11 ～ 12 岁

第一双尖牙 10 ～ 11 岁

第二双尖牙 10 ～ 12 岁

第一磨牙 6 ～ 7 岁

第二磨牙 12 ～ 13 岁

第三磨牙（智齿）17 ～ 21 岁

恒牙

（除第三磨牙外，

14 岁左右全部出齐，使用终生）

乳牙滞留：区分情况采取措施

乳牙滞留是指恒牙已经萌出，但是该位置的乳牙并没有脱落；或者某颗乳牙一直不脱落，导致该位置的恒牙不能萌出，当其他恒牙都已经萌出后，这颗乳牙依然长在恒牙队列中。

1. 乳牙滞留的危害

1）占据恒牙萌出的正常位置，导致恒牙异位萌出，导致牙齿排列不整齐，不能够正常咬合。

2）滞留的乳牙或乳牙残根会导致菌斑滞留，食物嵌塞，使邻牙患龋齿的机会增加。

3）残留的乳牙根会刺伤周围的黏膜组织，造成褥疮性溃疡。

2. 乳牙滞留的原因

1）遗传原因导致的乳牙滞留。

2）先天缺失恒牙导致乳牙根吸收缓慢造成的滞留。

3）恒牙萌出无力导致的乳牙根未被吸收。

4）乳牙根尖周病变破坏牙槽骨使恒牙过早萌出，导致的乳牙滞留。

5）恒牙萌出方向异常，导致乳牙牙根未被吸收或吸收不完全。

6）恒牙牙胚位置远离乳牙牙根导致的乳牙滞留。

3. 乳牙滞留的应对

针对乳牙滞留问题，在医学上，需要区分具体情况采取不同的应对方式。

1）若继承恒牙已经萌出，就需要将滞留的乳牙拔除，以免造成恒牙反合。

如果已经出现反合现象，则需要密切监测，在前牙萌出后尽早进行矫正。

下颌滞留乳牙拔除后，长在后面的恒牙会自行调整到正常位置，如果因为拥挤牙齿排列不齐，应该先观察一段时间，在牙齿替换后根据牙列情况择期进行矫正。

下颌滞留乳牙由于牙根吸收不足，在拔除的过程中可能会出现牙根断裂。由于残留牙根距离继承恒牙牙根较近，因此可以不做处理，残留牙根会被牙槽骨吸收或随着恒牙的萌出而被排出体外。

2）针对因先天缺失继承恒牙而导致的滞留乳牙，可以保留乳牙，无须拔出。

但是，需要密切观察滞留乳牙，预防龋齿的发生，尽量延缓牙齿脱落的时间。

如果后期乳牙脱落，则需要根据牙齿排列情况采取相应的矫正术。

新牙发黄：新长出的恒牙颜色为何发黄

曾经有不少家长向我反映，说孩子原来的乳牙白白的，很漂亮，但是换牙以后，新长出的恒牙颜色发黄，问是不是孩子缺钙导致的。

其实，恒牙颜色不如乳牙白，是一种正常现象，这与身体缺钙无关。

牙齿的结构分为两部分：一部分是内部的牙本质，呈淡黄色；另一部分是外部的牙釉质。

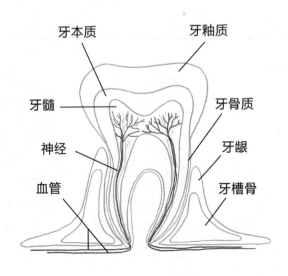

孩子乳牙的牙釉质由于矿化程度差、透光性也差，牙本质的淡黄色无法透出，所以牙齿看起来比较白。

而恒牙的牙釉质矿化比较好、透光率高，牙本质的淡黄色可以透过牙釉质显现出来，因此牙齿看起来就相对黄一些。

此外，孩子换牙大多是在 6 岁左右，这一时期，钙质在恒牙牙冠上的沉积已经基本结束，此时即使补钙，也与牙齿的发育没有太大关系了。

所以，孩子刚刚长出的恒牙颜色发黄，是一种正常现象，家长不需要过度紧张。

龋齿预防：常规预防之外的防龋措施

龋齿，俗称虫牙、蛀牙，是口腔内很常见的一种细菌性疾病，幼儿时期尤其多发。预防儿童龋齿的发生，家长一方面要督促孩子注意口腔卫生，教育孩子每天好好刷牙、漱口等；另一方面，也要限制或减少孩子吃甜食或零食，减少孩子患龋齿的可能。

此外，以下 2 种方式也是预防龋齿的有效手段。

1. 涂氟

在牙表面涂上氟化物，以解除牙齿因外界刺激而产生的疼痛、不适、敏感，这是目前口腔科常用的一种预防龋病的有效手段。

人的口腔细菌在分解食物的过程中会产生一种酸性物质，这种物质同时也会腐蚀牙釉质当中的无机盐结晶，引起钙离子脱出、塌陷而形成龋洞。涂氟以后，氟离子会和无机盐结晶形成一个更稳定的结构，不容易被酸性物质侵蚀，可以起到预防龋病的作用。

涂氟的时候，需要先对牙面进行清洁、干燥，并将牙龈组织保护好，然后用非常小的消毒棉球蘸取氟化物，迅速涂抹在牙齿的敏感部位，干燥 1 分钟。

3 岁以上的孩子就可以进行牙齿涂氟了。但是，给孩子的牙齿涂氟，不是一劳永逸的事情，需要每隔 3 个月涂一次，这样才能有效保护孩子的牙齿。

2. 窝沟封闭

预防孩子发生龋齿，还有一个非常有效的方法，就是到正规医院的牙科门诊做窝沟封闭。

每个人口腔内后边大牙的咬合面（咀嚼食物的一面）都是凹凸不平的，凹陷的部位就叫窝沟。

这些窝沟非常深，食物和细菌嵌塞进去，很容易造成龋齿，医学上称这种龋为窝沟龋。根据口腔流行病学调查，我国青少年90% 以上的龋齿发生在窝沟部位。

窝沟封闭就是将窝沟封闭材料涂布于牙冠咬合面、颊舌面的窝沟点隙，封闭材料流入窝沟后会固化变硬，形成一层保护性的屏障，覆盖在牙齿窝沟上，能够阻止口腔内的龋菌及酸性代谢物对牙体造成侵蚀，以达预防龋齿的目的。

做窝沟封闭的最佳时机是牙齿完全萌出，且尚未发生龋坏的时候。

儿童牙齿萌出后达到咬合平面，就可以做窝沟封闭了，一般在牙齿萌出 4 年之内。一般来讲，乳磨牙在 3 ～ 4 岁的时候可以进行窝沟封闭，第一恒磨牙在 6 ～ 7 岁的时候可以进行窝沟封闭，第二恒磨牙在 11 ～ 13 岁的时候可以进行窝沟封闭，前磨牙在

9～13 岁的时候可以进行窝沟封闭。

窝沟封闭成功的标志是，封闭剂能够完整存在，不能脱落，因此需要封闭后定期复查，一般需要 3 个月、半年或一年复查一次，观察封闭剂保留情况，一旦脱落应重新封闭。

儿童龋齿：几种常见的治疗与修复方法

孩子从乳牙萌出以后，直到 14 岁，这段时间都属于患龋齿的高危险期，尤其是 6 ～ 12 岁的孩子，龋齿的发生率是最高的。

那么，如果孩子现在已经发现龋齿，该如何治疗呢？

1. 治疗龋齿的常用方法

目前临床上治疗龋齿，一般多采用以下 4 种方法。

（1）药物疗法

药物疗法适用于牙齿龋坏比较浅，还没有形成龋洞的初期龋。常用的药物是氨硝酸银。

使用氨硝酸银棉球擦涂龋坏病变组织，重复擦涂 1 ～ 2 分钟，用热气吹干后重复 1 次，再吹干，以达到治疗目的。

氨硝酸银是一种防腐杀菌性药物，用它涂擦过的龋坏组织，在使用丁香油或 10% 福尔马林棉球涂擦后，会形成蛋白银和还原银，两种物质沉积到牙本质小管内，填塞牙本质小管，并杀灭牙本质小管内的细菌，终止龋病发展。

（2）龋坏组织再矿化法

龋坏组织再矿化方法仅适用于初期龋。具体方法是，使用人工配制的矿化液含漱。临床上，使用这种方法治疗初期龋，可缩小白垩色，并停止龋损发展。

（3）龋坏组织磨除法

龋坏组织磨除法适用于龋坏面积比较大的牙齿，例如，整个咬合面龋坏以及牙釉质或牙本质层剥落，难以制成补牙洞形的牙齿。

具体操作方法是，磨除牙尖、牙边缘和表层的龋坏组织，达到阻止牙齿继续龋坏的目的。

（4）龋坏组织充填法

龋坏组织充填法是治疗龋坏组织最常用的方法。适用于牙齿龋坏后能制作固位洞形的牙齿。

具体方法是，利用补牙洞型，将充填材料固定在牙齿上，复原牙齿的缺损，恢复牙齿功能，并保持牙齿外形及牙列的完整性。

2. 补牙材料的选择

这里我们详细说一下，如何根据孩子的牙齿情况，选择合适的修补材料。

（1）银汞合金

它是由银、锡、铜及水银混合而成的。这种材料坚固、不易损耗、容易使用，而且安全，缺点是颜色不太美观，只适用于修补后面的牙齿。

（2）复合树脂材料

以丙烯酸树脂为基础，加入玻璃、石英等微粒以强化硬度。

它的颜色接近牙齿天然的颜色，适合修补前面的牙齿，但是硬度比汞合金稍弱。

一般可以用来修补蛀牙，修复牙齿外观，比如改善牙齿的形状、大小和颜色。

（3）玻璃离子水门汀

它是由铝玻璃和多丙烯酸混合而成的。

这种材料凝固后具有半透明性，色泽也与牙齿相似，可以用来进行前牙牙体缺损修复。但是它的硬度较低，容易损坏，不耐用。

这种材料，由于耐用性比较低，一般被作为半永久材料，用于修补乳牙。

（4）玻璃离子树脂

它由玻璃离子水门汀和复合树脂混合而成，其美观度和耐用度比玻璃离子水门汀好，但是耐用性不如复合树脂材料。

这种材料，一般也可以作为半永久物料，用于修补乳牙。

牙齿畸形：知晓些矫正知识

有人可能会说，牙齿不整齐也就是不美观一些，没有什么大的影响。那就错了。

孩子的牙齿不整齐不仅会影响美观，而且容易导致刷牙刷不干净，进而形成牙结石，引发龋齿，影响牙齿和牙周的健康。

此外，牙齿不整齐还会导致上下牙的咬合关系不好，影响咀嚼功能。将未被充分咀嚼的食物吃进肚子里，则会进一步加重胃肠负担，影响身体健康。

有的孩子，还会因为牙齿不整齐而出现发音不准确等问题。

1. 常见的牙齿畸形

一般来说，儿童常见的牙齿畸形主要分为以下几种。

（1）牙列拥挤，犬齿外突

当牙弓与牙齿大小无法配合，空间不够的时候，就容易导致牙齿重叠、拥挤，下颌则因第二小臼齿最晚萌发而拥向舌侧。

（2）齿间缝隙过大

如果孩子的牙齿太小而牙弓太大，就会造成牙齿排列稀疏、有缝隙。

（3）龅牙

龅牙可以分为牙性与骨骼性龅牙，大部分皆能以传统矫正治疗，严重之龅牙患者则要配合口腔外科手术才能达到理想之外观与咬合功能。

（4）牙齿开咬

健康的牙齿，上颌前牙与下颌前牙是能够合上的，垂直覆盖一般为 2 毫米。如果上颌前牙与下颌前牙无法咬上，则称为牙齿开咬。牙齿开咬会导致上下门牙无法切咬食物，说话漏风、喷口水，嘴巴无法闭紧。

（5）反合

反合又被称为反对咬合，也就是下颌前牙咬到上颌前牙的外面，俗称地包天。地包天除了影响面部美观，还会造成咀嚼、发音等功能障碍。如果是颌骨不正常导致的反合，一般需要采用合并正颌手术来治疗。

（6）牙齿倾斜

牙齿长期缺损会导致相邻牙齿倾斜或松动脱落，这种情况下，就需要用矫正方式将倾斜牙齿扶正，使牙根有很好的平行度，以方便后续种植假牙。

（7）颜面颌骨异常

颌骨发育不良会导致面部歪斜，需要合并牙列矫正与正颌手术，将颌骨关系调到正常位置后，才能将牙齿排列在正确的颌骨上，恢复美观与功能。

2. 矫正牙齿的最佳时间

一般来说，临床常见的儿童颌面畸形可分为两类：牙性畸形和骨性畸形。牙性畸形又分为一般的牙性畸形和功能性畸形。

不同类型的畸形，最适合的矫治时间也不一样。

一般的牙性畸形，最适合的矫治时间是恒牙列早期，也就是十二三岁，因为这时孩子刚换完牙，并且牙齿处于生长发育比较旺盛的时候。

功能性畸形，由于常出现在替牙列期，也就是 6 ～ 12 岁，如果推迟矫治，便有可能发展成骨性畸形，所以最适合的矫正时期应该在替牙列期。

至于骨性畸形，应该在儿童处于生长发育高峰前期进行矫治。一般来讲，女孩的最佳矫治年龄是 10 ～ 12 岁，男孩的最佳矫治年龄是 11 ～ 13 岁。

但有一种情况例外，那就是前牙反咬𬌗，也就是我们常说的"地包天"。这种畸形对儿童的颌骨发育有非常严重的影响，一旦发现就要立即矫正，最早可以开始于 3 岁半左右。一般只需要 3 ～ 6 个月的时间，就可以将反咬在下颌牙齿内侧的乳上前牙推移出来。

矫正牙齿一般需要一年半到两年时间。一般来讲，拔牙治疗比不拔牙治疗所需时间要长一些。复杂的错颌畸形比简单的错颌畸形治疗时间要长一些。骨骼畸形比一般的牙性畸形的矫治时间要长一些。

3. 矫正前的检查

在进行牙齿矫正之前，医生一般会给孩子做一系列的检查，具体包括以下几种。

（1）咬牙印

咬牙印主要是为了制作牙齿模型，以方便医生更好地观察牙齿排列情况，并根据牙齿错颌情况进行诊断和矫正方案的设计，在以后的牙齿矫正过程中也可以对照该模型进行对比检查。

（2）照相

在开始治疗之前，医生一般会给孩子拍面部照片和牙合照片，留待治疗结束时做对比。

（3）X线检查

X线检查主要是拍摄孩子的头颅侧位片和全口曲面断层片。

4. 常见矫治器种类

常见的牙齿矫治器一般可以分为三种。

（1）活动矫治器

活动矫治器一般常用于矫正乳牙和换牙期的牙齿错颌畸形，孩子可以自己摘戴。

（2）固定矫治器

固定矫治器是目前最为常用的矫治器，孩子不能自己摘戴。

（3）功能矫治器

功能矫治器主要用于换牙期或者刚刚换完牙还处于生长发育高峰期的儿童，使用功能矫治器可以矫正牙齿骨性错颌畸形。

5. 矫正牙齿期间的注意事项

1）为孩子进行牙齿矫正，一定要选择正规医院的牙科或者专门的牙科医院，以免因为医生操作不规范或者后期护理不到位，导致不良后果，如牙龈萎缩、牙齿松动等，这样不仅无法达到满意的矫正效果，甚至对孩子的健康造成危害。

2）戴上矫治器后，孩子的牙齿会有轻度的疼痛、酸胀等不舒服的感觉，这是正常的现象，一段时间后就可以适应。千万不要因为孩子感觉不适，就自行调整矫治器。因为牙齿矫治器的加力是经过医生严格计算的，如果自行调整，很可能导致牙齿矫正失败。如果孩子感觉到持续剧烈的疼痛，则需要及时就医。只有严格按照医生的治疗方案去执行，积极配合，才能取得更好的矫治效果。

3）孩子戴上矫治器以后，在日常饮食方面要多加注意。一是不要吃黏的食物，比如年糕、炸糕、麻团等，以免食物黏在矫治器周围，不容易清理干净。二是不要吃硬的食物，比如牛肉干、法棍面包等，因为牙齿在矫正期间，受到矫治器的作用力，牙根不是特别稳固，吃过硬的食物容易造成牙齿松动。三是不要吃需要啃的食物，比如羊蝎子、猪脊骨、整个的苹果等，同样是为了避免牙齿用力过大造成松动甚至脱落。

4）戴上矫治器以后，还要注意认真刷牙。因为矫治器周围特别容易卡住食物残渣，用一般的牙刷和刷牙方法很难将食物残渣完全清除干净。矫治器一般要戴上一年以上，如果这些食物残渣一直不能被清理干净，则很容易腐蚀牙齿，甚至造成牙齿脱钙。因此，在矫治牙齿期间，最好使用专门的正畸牙刷或间隙刷刷牙，仔细将牙齿刷干净。

【健康时间】牙齿保护快问快答

问题一：哪颗牙是"六龄牙"？

答："六龄牙"的学名叫作第一恒磨牙，是指孩子6岁左右的时候，在最后一颗乳槽牙后萌出的新槽牙。

第一恒磨牙终生不换，是人口腔内的咬合中心。

"六龄牙"萌出比较早，又是在口腔后部悄悄长出来的，经常被家长误当作乳牙，从而忽视了对它的护理，导致发生龋坏。

如果孩子已经长出"六龄牙"，最好及时进行窝沟封闭，并每隔3个月涂氟一次，以防止牙齿龋坏。

问题二：牙齿上的白斑是什么？

答：牙齿刚刚发生龋坏的时候，会产生"脱矿"现象，具体表现是牙面失去光泽，呈现出"白垩色"，但牙面没有实质性缺损。随着"蛀牙"的发展，牙面进一步被腐蚀，会出现"牙洞"。口腔中细菌代谢产生的色素和食物中的色素可逐渐深入被腐蚀的牙面和牙洞，进而呈现黑褐色的"蛀牙"。

一旦发现孩子的牙齿上出现这种白垩斑，一定要及时就医，由医生根据孩子的实际情况制订治疗方案。

问题三：龋齿会遗传吗？

答：越来越多的研究发现，龋齿是多因素造成的疾病，遗传是其中一个因素。如果孩子的父母有一方或双方都有蛀牙，那么孩子发生龋齿的概率就会大大增加，家长尤其要注意。

第三章

视力养护：好视力来自科学养护

视力是指视网膜分辨影像的能力。

视力的好坏由视网膜分辨影像能力的大小来判定，然而当眼的屈光介质（如角膜、晶体、玻璃体等）变得混浊或存在屈光不正（包括近视、远视、散光等）时，即使视网膜功能良好的眼视力仍会下降。因此，儿童的视力养护尤为重要。

近视预防：从胎儿时期就要开始

近年来，近视的患病率越来越高，而且发生的年龄越来越低，保护孩子的视力已成为刻不容缓的事情。

1. 近视的成因

造成近视的原因大致有以下 3 类。

1）父母的遗传。如果父母都患近视，孩子几乎百分之百是近视眼；如果父母中一方有近视，孩子得近视的概率在 50% 以上。

2）出生时体重低或早产儿。出生时低体重的婴儿和早产儿患近视的可能性最大。

3）不良的用眼习惯。

大家都知道，针对近视目前还没有可靠的治疗方法，因此预防非遗传性近视和控制遗传性近视度数就显得十分重要了。

2. 孕期保健防近视

为降低低体重儿和早产儿近视的风险，妈妈孕期一定要做好保健工作。

若孕妇孕期营养不良、被病毒感染、饮酒、吸烟等都会引起胎儿发育迟缓、新生儿体重不足；孕期患急性传染病和慢性疾病、孕晚期过性生活或过度疲劳都会引起早产。所以一定要避免上述危险因素，保证胎儿的正常发育。

此外，胎儿眼球的发育主要在母亲孕期的前40天，这时要保证饮食营养丰富，进食高蛋白和富含维生素的食物；加强疾病预防，不可饮酒、吸烟和随意用药；保证充足的睡眠，增强抵抗力。胎儿发育良好，就能在很大程度上避免近视眼的发生。

如果父母都患有近视，那么注意孕期保健会使后代的情况有所改善。

3. 均衡饮食防近视

均衡饮食对预防孩子近视有很大帮助。

在饮食中，要合理安排三餐，除了供给丰富的蛋白质和维生素外，还要保证钙元素、铬元素、维生素 B_1 的充分摄入。钙的缺乏会引起眼球壁弹性降低、眼肌疲劳，使近视加深，所以要食用富含钙的牛奶、豆制品、鱼虾、动物骨、紫菜、海带、木耳等食物，还要补充维生素 D 以促进钙的吸收。

铬元素在体内能与多种蛋白相结合，为球蛋白的正常代谢所必需；在碳水化合物和脂肪的消化代谢过程中，能协助人体胰腺分泌胰岛素；此外，铬元素还能够使眼部渗透压保持平衡，缺乏时可导致晶状体鼓出，形成近视眼。孩子处于生长发育的旺盛时期，对铬的需要量较大，铬元素在粗粮中的含量丰富，因此在饮食上要注意粗细粮的合理搭配，每天六分细粮、四分粗粮，可多食一些玉米、高粱米、蔬菜水果、红糖、豆类食品。

此外，粗粮中还含有丰富的维生素 B_1，而维生素 B_1 缺乏也会使近视加重。孩子们都喜欢吃甜食、喝甜饮料，但是过量的高糖饮食在代谢过程中，会消耗大量的维生素 B_1，其代谢产生的酸性产物还会引起钙与铬的减少，使近视加重。所以，家长要让孩子少吃甜食，多吃粗粮，建立科学的膳食结构，纠正偏食等不良习惯。

4. 注意用眼卫生

最后，预防近视还要注意用眼卫生。主要注意以下方面。

减少孩子看电视的时间，开始上幼儿园的孩子要注意纠正孩子读书的姿势，确保光线充足。待孩子长大些，学会玩电子游戏时，尤其要注意预防近视。家长要带孩子多到户外活动，减少孩子迷恋游戏和电视的时间，同时还能培养孩子积极的兴趣爱好，增强其交际能力。孩子上小学后，功课会逐渐增多，家长要注意提醒孩子不要过度用眼，及时远眺放松眼睛。同时，不要给孩子过多压力，尽量挑选精华读物让孩子阅读，减轻其学习负担。

对于 2 岁以下的小孩子来说，对近视影响最大的就是睡觉时的光线亮度。现已有研究证实，让 2 岁以下幼儿睡在开灯的房间中，会大大增加其日后罹患近视的概率。所以，黑暗的环境对孩子的睡眠十分重要。

目前，应对近视的方法主要是配戴眼镜和做手术。做手术来手术矫正存在风险，且并不是所有的近视眼都适合做手术。所以，预防近视必须从娃娃抓起，让孩子们从小就养成良好的用眼习惯，懂得珍爱眼睛。

视力标准：不同年龄孩子的视力水平

在妈妈肚子里的孩子，最先长出的器官是脑和眼睛，此后眼睛的发育持续不断。

那么，孩子在不同年龄段，视力达到多少才是正常的、健康的呢？

我给大家提供一个不同年龄段孩子的视力标准，家长可以根据孩子的实际年龄，加以对照，看自己孩子的视力是否在健康范围之内。

1. 不同年龄段孩子的视力标准

新生孩子的视力范围很小，会对光线有反应，能追着眼前的物体看，但视野只有 45 度左右，喜欢注视较复杂的形状和曲线，以及鲜明的对比色。在孩子出生后，要注意观察其双眼的大小、外形、位置、活动、颜色等，尽早发现先天异常。

1）1 个月的孩子，一般不直接检测其视力度数。只要孩子的眼睛可以聚焦在眼前 20 厘米处的物体上，就代表其视力基本正常。到一个半月时两眼可以随绒球移动 90 度范围，能够分辨明暗、黑白，并感受到远处有物体靠近，注视时间只能维持 5 秒左右。

2）3个月时孩子的视力会迅速增长，其正常视力一般为0.01～0.02，视力范围可达250～300厘米，且可以看清物体，眼睛可灵活地追随物体做180度移动，喜欢看妈妈的脸和自己的手，能够辨识人及物体的轮廓。

3）4～5个月的孩子，其正常视力一般为0.02～0.05。此时孩子的视力有了长足的发展，能够辨别妈妈与陌生人的脸，喜欢看别人说话时的表情及各种颜色的小玩具，喜欢伸手抓眼睛看到的东西。听到声音时，会以视线寻找声音来源。

4）6～7个月的孩子，其正常视力一般为0.04～0.08。这一时期的孩子能认出不同的人，喜欢对着镜子微笑，能够分辨距离的远近，能够转动身体、调整姿势以便看清想要看的东西。

5）8个月～1周岁的孩子，其正常视力一般为0.1左右。此时的孩子能注视画面上的单一线条，特别喜欢用视线来追踪眼前的物体，对于眼前突然消失的东西，会立刻寻找。眼、手协调能力较好，可以用拇指和其他手指捡起葡萄干大小的物品。

6）12个月的孩子能注视近物，可看清楚物体的细微结构，能分辨平面与立体的差别。多数孩子会抚弄玩具，可按妈妈的指令指出鼻子、眼睛或头发，面对妈妈的微笑或无声的逗引也会微笑。1岁内的孩子，眼球还未发育成熟，当看近物时两只眼睛不能在同一个轴的位置，会出现我们常说的"斗鸡眼"，随着年龄的增长，这种现象会逐渐消失。

7）1岁后，孩子喜欢借由眼睛来引导手部活动，随着学会走路能够看到更多的事物，眼手协调能力也在迅速提高。这个时期，如果你发现孩子学走路晚或学会走路后很容易跌倒，则需要怀疑是否由视力问题导致。

8）2周岁的孩子，其正常视力一般为 0.4 ～ 0.5。

9）3周岁的孩子，其正常视力一般为 0.6。

10）4 ～ 5周岁的孩子，其正常视力一般为 0.8 左右。

11）6 ～ 8周岁的孩子，其正常视力一般为 1.0 左右。此时孩子的视力已经基本达到成年人的水平。

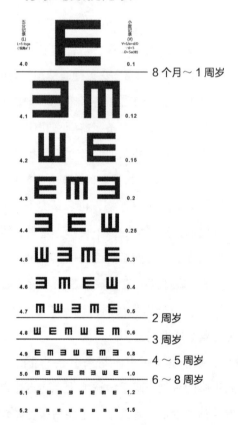

标准对数视力表

8个月～1周岁

2周岁

3周岁

4～5周岁

6～8周岁

如果家长发现孩子的视力发育水平明显低于同龄人，一定要及时带孩子去医院眼科做相应的检查。孩子的视力问题，越早发现，越早治疗，效果越好。

2. 简单检测孩子视力的小方法

平时我们可以用一些简单的方法检测孩子的视力，家长掌握这些方法，对及早发现孩子视力问题是很有帮助的。

（1）用红色的绒线球测试新生儿的视力

将一个红色绒线球（直径10厘米以上），放在距离孩子眼睛15～25厘米的范围内，此时，视力正常的新生孩子可以注视红球。一个半月的孩子，眼球能随着红绒线球自右向左或自左向右跟随至中线处；4个月的孩子，两眼球能随着红绒线球移动180度。

（2）检测新生儿双眼有无瞳孔对光反应

家长要先用东西遮住孩子一侧眼睛，然后用手电筒光照射另一侧眼睛。如果眼睛被光照射后瞳孔立即缩小，属于正常视觉反应，如果瞳孔不能随光照缩小则为异常。同法检测另一侧眼睛。

（3）检测2个月孩子的瞬目反应和固视反应

将奶瓶或玩具放在孩子面前，正常情况下，孩子在看到眼前事物的一瞬间会出现眨眼动作，即为瞬目反应；随后孩子会盯着眼前的奶瓶或玩具几秒钟，此为固视反应。3～4个月的孩子，其眼睛还会随着所视物体的移动而移动。

（4）捂眼测试

用手捂住孩子的一只眼睛，孩子会高兴地大笑或挣扎反抗，而捂住另一只眼时却没有这种反应，说明未被捂住的眼的视力有问题。

经过上述检查，如果发现孩子眼睛存在异常现象，则要及时带孩子去医院检查。

3.眼部日常保健

为了促进孩子的视力健康发展，在日常生活中要注意孩子眼部的营养和保健。

（1）在饮食上，除了注意营养均衡外，还要重视叶黄素的补充

叶黄素是人体自身无法合成的一种抗氧化剂，它能够有效地保护视网膜免受氧化损害。由于母乳中含有丰富的叶黄素，所以母乳喂养的孩子一般不会缺乏。

在孩子开始添加辅食后，要让孩子摄入一些深绿色的蔬菜，如菠菜、甘蓝等，并让孩子养成爱吃蔬菜的好习惯，避免偏食。

此外，蛋类、奶酪、黄油、鲭鱼、大马哈鱼及贝类等食物中富含维生素 A 和 DHA 等，这些营养素也是孩子眼睛健康发育不可缺少的。

（2）在生活上，要注意对孩子眼睛的保护

避免孩子的眼睛长时间盯着电视或电脑屏幕，控制其每次看电视的时间不要超过 30 分钟，并要将屏幕亮度调至柔和，同时保持室内光线充足。

在孩子的房间内不要安置过于明亮的电灯，且不要让孩子在灯光下睡觉。

带孩子到户外晒太阳时，可以选择早晨或下午阳光不强烈的

时候，或者给孩子戴上遮阳帽，避免阳光直射孩子的眼睛。现在的父母都喜欢用相机记录下孩子成长的点点滴滴，但要注意闪光灯也会对孩子的视网膜造成伤害，所以给孩子拍照时尽量不要用闪光灯。

　　从孩子出生开始，家长就要多与孩子做眼神交流，让孩子看他喜欢的颜色鲜明的图片和玩具，帮助孩子发展视力。家庭条件允许的话，还可让孩子定期接受专业的视力检查，确保孩子的视力发展一路顺风。

视力养护：好习惯助力好视力

要想防止孩子发生视力问题，非常重要的一个方面就是帮助其养成良好的生活与学习习惯。

1. 不要让孩子过多地看电脑、手机或电视等

电子屏幕光线过强时，孩子过多地观看，会使眼睛感到疲劳、酸涩。

另外，孩子观看手机、电脑，一般都会离得比较近，这样，眼球的睫状肌就会快速收缩，并迅速对焦。在这种剧烈的收缩下，孩子非常容易患上假性近视。如果任其发展下去，则会变成真性近视。

当电子屏幕发出的强光线进入眼睛时，晶状体会聚集光线进入眼底，并过滤紫外线及蓝光。孩子的晶状体发育还不成熟，如果过度吸收过滤光线，就会使晶状体变得浑浊，影响视力。

因此，2 岁以下的孩子，要坚决避免其使用任何电子产品。

2 ~ 6 岁的孩子，每天最多使用手机或电脑的时间为 30 分钟。

6 岁以上的孩子，每天最多使用手机或电脑的时间为 1 个小时，并且，每使用 20 分钟，就要休息 10 分钟。

2. 让孩子用正确的姿势看书、写字

孩子在看书或写字的时候，保持正确的坐姿，有助于减轻用眼压力，缓解视疲劳，预防近视。

具体方法如下。

坐姿要端正，上身挺直，后背靠在椅背上，身体与桌子保持一个拳头的距离。

看书的时候，眼睛与书本要保持 1 尺的距离，也就是30 ～ 35 厘米。

握笔的时候，手与指尖要保持大约 1 寸的距离，也就是 3 厘米。

3. 给孩子选择合适的护眼灯

适合孩子使用的护眼灯，需要满足以下条件：显色性大于80%，色温在 3300 ～ 5300 开之间。

另外，还应该注意灯上的 4 种标志。

RN 代表暖色，RR 代表日光色，这两种颜色具有保护眼睛的功能。

RB 代表白色，RL 代表冷白色，这两种颜色不能起到保护眼睛的作用。

4. 不要让孩子长时间近距离地用眼

长时间近距离地用眼，会让孩子的眼部肌肉长时间处于收缩状态，进而压迫与其相连的眼部血管，导致眼部充血、眼部血液循环障碍。

睫状肌与眼部的主要供血动脉相连，它的持续收缩，不仅会导致眼部的血液循环障碍，同时还会压迫眼部主要的供血动脉，导致眼球整体供血不足。

所以，在看书的时候，每看 30 分钟，就要让眼睛休息 10 分钟，比如闭目按揉一下眼周，或者站在窗口眺望一下远方，都是比较好的方法。

营养素补充：让孩子眼睛更明亮

保护眼睛，除了养成良好的用眼习惯外，也要注意眼部营养的补充。那么，眼睛需要补充哪些营养素呢？主要有以下几种。

1. 钙

钙对眼部组织具有保护作用。如果孩子缺钙，就会导致巩膜的弹性降低，从而引发近视。富含钙质的食物主要包括牛奶，奶不仅含钙丰富，吸收率也很高，孩子应该每天喝奶 500 毫升。另外，虾、油菜、黑芝麻、黄豆、海带、芥菜等的含钙量也比较高，但植物来源的钙吸收率较低一些，孩子每天变换品种适当吃一些就可以了，不用严格限量。

2. 维生素 A

维生素 A 可以帮助孩子维持正常视觉，促进眼球组织细胞生长，帮助泪腺分泌，同时可以调节上皮组织细胞的生长，维持上皮组织的正常形态与功能。如果孩子缺乏维生素 A，就会导致眼睛易干涩、疲劳、充血，严重缺乏维生素 A 的还容易患上夜盲症。

补充维生素 A 的食物主要有动物肝脏、蛋黄等，动物来源的维生素 A 吸收率较高。另外，胡萝卜、西蓝花、苹果、杧果等深颜色蔬菜水果，也富含胡萝卜素。胡萝卜素可以在身体中转化为维生素 A，但是植物来源的胡萝卜素在身体中的转化吸收率较低。食用维生素 AD 或鱼肝油，是最简单直接的补充维生素 A 的方法，可以作为家长的选择。

3.B 族维生素

B 族维生素能够使视神经保持健康与活力，同时也具有保护眼角膜的作用。如果孩子缺乏 B 族维生素，就容易导致眼睛畏光、视力模糊、流泪等。

比如，维生素 B_1 可以维持视神经细胞的功能和代谢，避免眼球震动、视觉迟缓。富含维生素 B_1 的食物有牛奶、玉米、鸡蛋、瘦肉等。

维生素 B_2 可以保证眼角膜、视网膜正常代谢。富含维生素 B_2 的食物主要包括瘦肉、动物肝脏、蛋黄、绿叶蔬菜等。

4. 维生素 C

维生素 C 是组成眼球晶状体的成分之一，有利于保护视力。富含维生素 C 的食物主要有新鲜蔬菜和水果，如橙子、猕猴桃、西红柿、绿色蔬菜等。

5. 蛋白质

视网膜上的视紫质是由蛋白质合成的，此外，眼部组织的修补、代谢，都需要补充蛋白质。富含蛋白质的食物主要包括鸡蛋、牛奶、瘦肉、黄豆等。

6.叶黄素

叶黄素是存在于视网膜、黄斑区、玻璃体等正常眼组织中的一种保护性物质，它能够吸收紫外线、蓝光这些高能量的、对眼睛损害较大的光，保护眼部的毛细血管，维持良好的血液循环，保护视网膜，有益于提高视力。

叶黄素主要存在于深绿色和深黄色的水果蔬菜中，比如杧果、木瓜、桃子、笋瓜、橘子、青豆、绿豌豆、柿子椒等。每天变换品种适当吃一些就可以了。

另外，还可以通过叶黄素制剂来补充，每天吃一次，每次吃6 ～ 10 毫克。叶黄素制剂去药店就可以买到。

近视程度：不同程度要区分对待

按程度不同，近视分为低度、中度和高度三种。

1. 低度近视

300度以下为低度近视，低度近视可以分为以下两种类型。

（1）假性近视

假性近视，是指，由于用眼过度导致的睫状肌持续收缩痉挛，晶状体厚度增加，看东西的时候模糊不清。

简单来说，就是由于长时间近距离用眼导致眼部肌肉紧张，暂时看东西不清楚，并不是真正的近视。

假性近视可以通过药物、针灸、埋耳针、穴位按摩及理疗仪器等方式进行治疗；或者通过孩子自身进行强化眼肌的锻炼，放松肌肉，缓解眼疲劳，使视力恢复到正常状态。

假性近视，确实不需要戴眼镜的。很多家长，出于不懂，或无所谓的态度，过早让假性近视的孩子带上了眼镜，进而错失了恢复孩子视力的宝贵机会。

（2）真性近视

真性近视，又称轴性近视，是由于先天或后天因素，使眼轴变长，超过正常平均长度 24 毫米，致使平行光线射入眼球后，焦点落在视网膜前，而不能清晰成像。

真性近视，必须通过配戴眼镜的方式进行调节。

（3）区分真性近视与假性近视

在医学上，通过散瞳验光就可以得知近视是真是假。

散瞳验光是应用药物使眼睛的睫状肌完全麻痹、放松，失去调节作用，然后进行验光。此时，可以检验出眼睛的真实度数，可以分辨出假性近视与真性近视。

所以，如果家长发觉孩子的视力有问题，一定要及时带孩子去医院检查，通过科学的方法判断孩子究竟是真性近视还是假性近视，根据实际情况进行恰当的治疗或调理。

2. 中度近视

300 ～ 600 度为中度近视。如果孩子患上中度近视，需要注意以下几方面问题。

1）要到医院进行验光检查，准确了解近视的度数，并及早配戴眼镜，这样才可以在平时维持清晰的视觉，避免眼部疲劳的发生。

2）要注意保持合理的用眼习惯，尽量减少近距离用眼的时间，多进行户外活动，这样可以有效地减缓近视度数增长的速度。

3）每半年到一年左右就要到医院复查一次视力和做验光检查，如果度数发生了改变，要及时更换眼镜。

3. 高度近视

600度以上为高度近视，高度近视也可分为两种。

（1）病理性高度近视

病理性高度近视多由遗传问题导致，如果不及时治疗，发展下去，容易引发很多眼部疾病，比如视网膜色素紊乱、视盘萎缩弧、玻璃体液化、玻璃体混浊、黄斑出血、黄斑劈裂，严重的甚至有可能出现视网膜裂孔、视网膜脱离等，会对眼底造成很大的伤害。

这种伤害一旦形成就很难恢复，而且会随着年龄的增长越来越严重。

病理性近视一定要及时治疗，以免引发更为严重的疾病。

（2）单纯性高度近视

单纯性高度近视主要是由不良的用眼习惯导致的。对于这种近视，可以暂时不治疗，但是仍然需要调整用眼习惯，尽量避免眼疲劳，防止近视度数进一步增加。因为，如果视力进一步下降，近视度数继续增高，眼轴继续加长，就容易发展成病理性近视。

所以，如果孩子的近视度数已经达到600度以上，家长一定要及早带孩子去医院做眼底检查，确定孩子目前属于单纯性高度近视，还是病理性高度近视。再根据实际情况，选择恰当的调理或治疗方法。

视力下降：早发现才能早治疗

如果孩子有视力问题，那么在平时的生活中会有很多特殊的行为表现和症状。家长只有善于观察，才能及早发现孩子的视力问题，以免延误治疗。

1. 视力症状自查

1）如果孩子经常眯着眼睛看东西，特别是在看距离稍远的东西时，这可能代表孩子已经患有近视或假性近视，应该及时带孩子去医院眼科门诊做相应的检查。

2）如果孩子在户外活动的时候，相对于其他人，对太阳光过于敏感，有时即使没有直视太阳也会被光线刺激得流眼泪，这种情况要怀疑是否患上了角膜炎。

3）如果孩子容易流眼泪，很难停止，而且不是情绪原因导致的，就要注意，孩子可能患上了沙眼。

4）如果孩子的眼睛瞳孔中有白色线状的东西，用水无法洗掉，有可能是玻璃体混浊。

5）如果孩子眼睛红肿，持续时间超过一天，并且眼部有明显的分泌物，多是由于细菌或者病毒引起的急性结膜炎。

6）如果孩子眼睛红肿，又伴有明显的眼睑疼痛，多是由于眼睑的麦粒肿或者霰粒肿引起的炎症。

7）如果孩子在看任何东西的时候，都不能正视，只能斜着看，多是因为眼睛有斜视问题。

8）如果孩子的眼睑下垂或者眼皮外翻，则要警惕可能患上了神经纤维瘤疾病。

9）如果孩子经常眼睛干涩或瘙痒，喜欢用手揉眼睛，有可能是患上了干眼症。

如果孩子出现了以上症状，家长一定要及时带孩子就医，通过检查，准确判断孩子患上了哪些眼部疾病，进行有针对性的治疗，以免影响孩子的视力。

2. 检查视力的周期

给孩子做视力检查，遵循怎样的周期和频率比较合适呢？不同年龄段的孩子，检查视力的周期也是不一样的。

1）孩子出生 3～6 个月时，需要进行一次视力筛查，以确定孩子眼睛本身没有先天性的严重器质性病变。有家族眼病史的儿童、低体重儿、早产儿，尤其要重视这次筛查。如果在检查中发现孩子的眼睛存在先天性的严重器质性病变，一定要及时就医，越早治疗效果越好。

2）孩子 3 岁时，需要做一次视力筛查。这一次主要检查孩子的屈光问题，比如说，有没有患近视、远视、散光、斜视、弱视等。同样要本着早发现早治疗的原则。

3）孩子 3～6 岁期间，最好每半年去医院眼科做一次全面的视力检查。这个年龄段是视力发育的关键时期，也是预防近视最关键的时期。

每天进行 2 小时的户外活动，可以有效预防近视的发生。

4）孩子 6 ～ 18 岁期间，每年去医院眼科做一次全面的视力检查就可以了。这个年龄段的孩子处于上学读书阶段，是近视度数最容易增长的时期，也是预防视力进一步恶化的关键时期。

如果孩子还没有近视，那么要继续坚持每天 2 小时的户外活动，避免连续近距离用眼。

如果孩子已经近视了，那么这段时间的目标就是把近视发展的速度尽量控制在每年 50 度以内，以避免高度近视的发生。

假性近视：正确调理，可恢复正常视力

如果发现孩子可能患上了近视，家长一定要从科学的角度入手，既不能放任不管，也不能急于带孩子去眼镜店配眼镜。

一定要先去医院检查，判断孩子究竟有没有近视，是假性近视还是真性近视。

如果是假性近视，采取正确的方法进行调节，是可以让孩子的视力恢复正常的。

1. 要调整孩子的用眼习惯

不要让孩子长时间近距离，或者在昏暗的环境下，看电视、手机、平板电脑或书籍等，以免眼睛过于疲劳，导致假性近视变为真性近视。

2. 要让孩子多进行户外活动

因为进行户外活动的过程中，眼睛的睫状肌可以得到放松，有助于消除假性近视。

3. 要让孩子做眼保健操

教孩子做一些有益于视力的保健操，可以有效缓解眼部肌肉的紧张状态，减轻孩子的眼疲劳，帮助视力恢复。

★眨眼保健操

让孩子身体先放松下来，然后头向后仰，并且有节奏地眨眼8次，再闭上眼睛，头恢复原位。休息1分钟，再做下一次。

10次为一组，每3小时做一组。

★看近看远保健操

先尽力看向远处，越远越好，持续3分钟；然后看近处的物体，持续2分钟。

3次为一组，每天3组。

4. 帮孩子进行家庭理疗

家长还可以通过家庭理疗的方法，帮助孩子调节假性近视。

我给大家介绍一个非常简便的敷眼法。

这种方法又分为温敷和冷热交替敷两种。

★温敷

全身放松，将两个手掌摩擦生热，闭上双眼，用热手捂住眼睛。感觉热量消失后，将双手拿开并睁开双眼。

连续做3次为一组。

★冷热交替敷

准备两条毛巾，一条泡在45度左右的热水里，一条泡在加了冰的0度冰水中。当眼睛疲劳的时候，先用热毛巾敷眼睛。

敷满5分钟后换冷毛巾，同样敷5分钟。

通过敷眼法，可以逐渐恢复孩子眼睛的调节功能，促使孩子的视力恢复到正常水平。

眼镜的选择：配戴合适的眼镜

如果孩子已经患上真性近视，家长应该怎么做呢？

首先，家长要带孩子去专业的配镜机构，给孩子配一副适合的眼镜。

那么，什么样的眼镜才是合适的呢？这里有 3 点需要注意。

1. 镜片要合适

镜片度数要与孩子眼睛的实际度数相适应，如果存在散光等问题，也要配相应的镜片。

另外，孩子的眼镜最好选择树脂镜片。树脂镜片的密度是 0.83 ～ 1.5，而光学玻璃镜片的密度是 2.27 ～ 5.95。因此，同样大小的树脂镜片比玻璃镜片更轻，戴上以后对鼻梁的压迫比较小。

而且，树脂镜片的抗冲击力是玻璃镜片的好几倍，因此相对于玻璃镜片而言，不容易破碎。孩子在平时的活动中，难免磕磕碰碰，使用树脂镜片，很多时候可以避免因磕碰摔倒、眼镜破碎而导致划伤眼睛或皮肤。

2. 眼镜架要合适

在款式方面，镜架一般分为全框眼镜架、半框眼镜架和无框眼镜架。

对于低度近视的孩子来说，选择全框眼镜架是比较合适的。

因为半框眼镜架是用一条很细的尼龙线作为下半部分的边框，要在眼镜片底部开一条凹槽，使尼龙线嵌入凹槽内，承托镜片。所以，对眼镜片的厚度有一定的要求。能够达到这一厚度的镜片一般都要在 300 度以上。而 300 度以下的低度镜片不适合这种半框眼镜架。

而无框眼镜架，由于两侧直接在镜片上打孔安装眼镜架，没有边框进行整体固定，因此比较容易变形。另外，使用无框眼镜架，如果遭遇磕碰，相对于有框眼镜架，更容易导致镜片破碎，不利于保障孩子的安全。

综上全框眼镜架对低度近视的孩子来说是最为安全实用的。

在材质方面，最好选择树脂材质的眼镜架，因为树脂眼镜框重量轻，在佩戴时可以最大限度地减小对鼻梁骨发育的影响；而常见的金属材质镜架偏重，易生锈，易变形，容易导致孩子面部过敏和压迫鼻梁。

因此，全框的树脂眼镜架是最适合孩子使用的。

3. 角膜塑形镜

角膜塑形镜是一种具有视力矫正作用的隐形眼镜，它的原理是使角膜中央的曲率变平，变平之后，实际上就相当于矫正了近视。

同时，它会在角膜的旁中心区域形成一个离焦保护环，这个离焦保护环可以让近视度数涨得缓慢一些。

角膜塑形镜是一种材质比较硬的隐形眼镜，不容易变形。

让孩子每天晚上佩戴，早上起来摘掉，白天看东西就能够比较清楚了。坚持使用，可以有效缓解近视问题，防止近视度数升高。

需要注意的是，角膜塑形镜属于三类医疗器械，因此一定要到正规专业的眼科医院进行验配。

【健康时间】养护视力的小游戏

1. 小球摇啊摇

玩法：把球挂到高处，爸爸妈妈和孩子坐在它的下方。用小棒击打小球，让它摆动起来。这时，爸爸妈妈和孩子就可以用眼睛来追踪它。不用紧张，该眨眼就眨眼，该呼吸就呼吸。

注意：要选用一个轻软的小球，以免球掉下伤着孩子。这个游戏可以帮助孩子的眼睛从凝视的紧张状态中解脱出来。

2. 打地鼠

玩法：找一稍大些的纸箱，剪出 6 个洞，然后家长拿一个小玩偶，随机从洞中出没，让孩子拿软棒打击玩偶即可。

作用：孩子的双眼以玩偶为目标，不停地上下调节运动，使其放松和收缩，可以改善睫状肌的紧张状态；眼外肌也可以不断活动，促进眼球组织的血液循环，提高眼睛视力，消除眼睛疲劳，从而起到预防近视的作用。

3. 打羽毛球 / 乒乓球

孩子打羽毛球或乒乓球时，眼睛要随着球的来回，一会儿看向远处，一会儿看向近处，眼部睫状肌不断收缩和放松，可以大大促进眼球组织的血液供应，从而改善睫状肌功能，并且使晶状体和悬韧带都得到锻炼，对于预防近视有很好的效果。

第四章

体重管理：塑造孩子健康体态

有的家长认为，胖一点儿的孩子更健康；还有的家长认为，瘦一点儿的孩子更漂亮。事实上，孩子太胖或太瘦，都会对身体造成损害。

　　通过饮食、运动等方面的调理，帮助孩子保持健康的体重，塑造健康的体态，对孩子的身心健康都是有利的。

体重标准：衡量生长发育的重要指标

体重是衡量孩子正常生长发育的一项重要指标。

那么，该如何检测自己孩子的体重是否标准，是否理想呢？除了可以对照第一章第一节的《0～18岁儿童青少年身高、体重百分位数值表》外，也可以根据孩子的年龄，套用下面这几个公式自己来计算一下。

1. 1～6个月

标准体重（千克）= 出生体重（千克）+ 月龄 ×0.6；

2. 7～12个月

标准体重（千克）= 出生体重（千克）+ 月龄 ×0.5；

3. 1岁以上

标准体重（千克）=8+ 年龄 ×2。

4. 肥胖标准

计算体重超重水平，可用下面这个公式：

（实测体重／标准体重 −1）× 100%

如果超过了标准体重的 10%，即为超重；一旦超过了 20%，则属于肥胖。

此外，体重指数（BMI）则是国际上常用的、衡量人体胖瘦程度及是否健康的一个标准，其计算公式如下：

体重指数 BMI = 体重（千克）/ 身高（米）的平方

儿童肥胖：家长要及早重视起来

中国疾控中心的调查研究显示，80% 的肥胖儿童，在成年之后，依然会延续肥胖的身材，存在发生慢性病的高风险。

因此，对于孩子的肥胖问题，家长一定要及早重视起来。

1. 儿童肥胖的类型

（1）单纯性肥胖

很多的肥胖儿童都是单纯性肥胖，指由于不良的饮食、不良的生活习惯等造成的儿童肥胖。

判断孩子是否是单纯性肥胖，首先需要排除孩子是否有先天性遗传病、药物和代谢性疾病等原因引起的儿童肥胖。

（2）继发性肥胖

还有一部分儿童是先天性遗传病、药物和代谢性疾病等原因引起的儿童肥胖，是为继发性肥胖，继发性肥胖会比单纯性肥胖少见。

生活中比较常见，引起继发性肥胖的病因有：服用大量糖皮质激素类药物、颅咽管瘤和肥胖性生殖无能综合征等。

2. 儿童肥胖的程度

儿童肥胖程度可分为以下三级。

轻度肥胖：体重超过正常儿童标准体重 20% ～ 30%。

中度肥胖：体重超过正常儿童标准体重 30% ～ 50%。

重度肥胖：体重超过正常儿童标准体重 50% 以上。

3. 小儿肥胖的危害

（1）影响心理健康

孩子走进校园，很可能由于体态肥胖而被同学嘲笑，孩子容易出现自卑的心理。

（2）内分泌代谢紊乱

小儿肥胖容易出现内分泌代谢紊乱，容易诱发一些疾病，如一些 II 型糖尿病、高脂血症和代谢综合征等。

（3）易诱发孩子早熟

小儿肥胖的孩子，由于体内激素过高，促使身体快速生长，从而压缩了孩子身高增长的空间。孩子提前进入第二发育特征期，可能会导致孩子早熟，最终对孩子的生长发育造成影响，孩子也可能受此影响长不高。

肥胖原因：不一定是吃得太多

要想防止孩子肥胖，首先我们要知道孩子为什么会肥胖。

很多家长认为，孩子肥胖，一定是因为吃了太多的食物。事实上，导致孩子肥胖的原因，一般包括先天因素和后天因素。

1. 先天因素

先天因素，也就是遗传因素。

相关研究显示，如果父母一方肥胖，那么孩子长大以后肥胖的概率为 40% ～ 50%。如果父母双方都肥胖，那么孩子长大以后肥胖的概率则高达 70% ～ 80%。

肥胖的遗传，表现在食欲、消化酶、营养吸收、排泄、脂肪代谢、瘦素水平、基础代谢率等各个方面，对节食、运动等肥胖干预的敏感性，也有遗传的个体差异。

此外，家庭的饮食喜好、生活方式，也有代际遗传，家庭成员之间容易表现出相同的饮食喜好和生活习惯，进而导致家庭聚集性肥胖。

2. 后天因素

后天因素主要体现在四个方面。

（1）出生体重

研究发现，出生体重偏高对儿童期肥胖的影响很大，许多儿童期超重及肥胖（多表现为中度肥胖）的发生都与出生体重偏高有关，且其概率呈上升趋势。

（2）饮食习惯

饮食习惯对孩子的体重、体形影响是很大的。比如：有的孩子喜欢吃甜食，像糖果、奶油蛋糕、冰激凌、奶茶等，这些甜食都是容易导致肥胖的食品。有的孩子喜欢吃高油脂的食品，如炸鸡、酱肘子、红烧肉等，这些高油脂的食品也是非常容易导致肥胖的。有的孩子虽然饮食品种合适，但进食量过大，能量摄入过多，加上运动不足，也是容易发生肥胖的。有的家庭喜欢大吃大喝，把吃作为极大的乐趣。有的家庭吃饭速度很快，喜欢过度进食。这些都是容易导致肥胖的饮食行为。

（3）运动习惯

有一些孩子，虽然没有上面讲到的这些不良的饮食偏好，但是特别不爱运动。没事的时候，就喜欢躺在沙发上看看动画片啊，或者在自己房间里看看书啊，但就是不喜欢出去进行户外活动。这样的孩子，由于能量不能得到充分及时的消耗，导致多余的能量都转化为脂肪，慢慢地，也会变胖。

（4）睡眠因素

前文我们提到了睡眠与身高的关系，睡眠与体重也有很大关系。有研究已经发现，体重增长与睡眠缺少有着密切关系。其中的联系，有人认为，睡得少，醒的时间多，意味着吃的时间更多；也有人认为，睡眠对激素有影响，而激素又影响到食欲。

（5）家长动机因素

有些家长认为自己的孩子吃得不太多，也挺爱活动，可孩子依然肥胖。一般情况下，家长评价孩子吃得多或少、爱动或不爱动，受主观意愿的影响很大。对于同一个孩子，有的家长认为他吃得多，有的家长也许觉得他吃得少；也许母亲认为他爱动，父亲却认为他不爱动。

另外，有的家长认为孩子胖是健康的表现；有的家长认为孩子胖是自己没有亏待孩子的表现；有的家长总是担心孩子没有吃饱，经常对孩子过度喂养或鼓励进食；有的家长则喜欢用食物来奖励、安抚孩子。这些动机因素，也是导致孩子肥胖的因素。

饮食: 超重孩子怎么吃

对于超重的孩子来说, 注意饮食搭配、适当控制饮食是有必要的。

1. 肉食: 减肥能不能吃? 能

我曾经听不少家长说过, 为了让孩子减肥, 已经很长时间没有给孩子吃肉了, 但孩子还是瘦不下来。

在很多人的观念里, 吃什么就会补什么。所以, 只要不给孩子吃肉, 孩子就会瘦下来。

事实上, 这种观点是不科学的。

孩子发胖, 主要是因为身体内的脂肪太多了。

我们平时吃的肉, 主要分为两种, 一种是肥肉, 它的主要成分是脂肪; 另一种是瘦肉, 它的主要成分是蛋白质。

孩子减肥期间, 应该少吃或尽量不吃含有丰富脂肪的肥肉; 但富含蛋白质的瘦肉, 必须适当吃一些。

我们知道, 蛋白质是孩子成长所必需的一种营养素, 如果孩子体内的蛋白质补充不足, 不仅不利于孩子的健康, 反而会成为孩子减肥路上的一大阻碍。

如果体内的蛋白质补充不足，会导致孩子的肌肉流失，而肌肉减少的一个直接后果就是基础代谢率降低。

什么是基础代谢率呢？也就是人在静止状态下，身体正常代谢所需要消耗的热量。每天摄入热量相等的情况下，基础代谢率越高的孩子，越不容易发胖。

如果孩子的基础代谢率降低，通过饮食摄取的热量不能被及时代谢出去，囤积在体内，就会转化成更多的脂肪，导致孩子进一步发胖。

想让孩子减肥，必须保证每天摄入 50 克瘦肉。

最好选择瘦牛肉、猪里脊等高蛋白低脂肪的肉类，既能补充孩子成长所需的营养，也可以最大限度避免孩子发胖。

另外，像鸡胸肉、鱼虾等，同样属于高蛋白低脂肪的肉类，也可以适当给孩子吃一些。但是，如果孩子需要促进身高生长，对于这类肉食就不要吃太多了，因为鸡、鱼、虾的生长周期比较短，这类肉食吃多了，容易导致孩子的骨龄提前，不利于身高的生长。

2. 蔬菜：多吃能减肥？未必

曾经有一位妈妈带着自己 8 岁的儿子来找我咨询肥胖问题。这个孩子身高 1.3 米，体重 42 千克，身体质量指数 24.9。根据儿童身体质量指数标准，8 岁男孩的身体质量指数超过 22，就属于肥胖儿童。

这位妈妈告诉我，之前找营养师咨询过，营养师建议孩子多吃蔬菜，做菜时少放油，清淡一些。所以她回家以后，每天给孩子做蔬菜沙拉吃。认为这样不放油，比较清淡，热量也低。孩子也喜欢吃，每顿吃一小盘蔬菜，舀上大半瓶沙拉酱。结果半个月以后，孩子不但没瘦，反而胖了 1 千克。

孩子妈妈很苦恼，问我，是不是孩子天生是易胖体质，喝凉水都长肉。

我告诉她，孩子之所以吃蔬菜还发胖，关键问题就在于沙拉酱加得太多了。沙拉酱是将油类和鸡蛋黄充分搅拌后，经过乳化得到的。它的主要成分就是油和鸡蛋黄，热量是非常高的。

孩子减肥期间，每天要吃 300 ~ 600 克蔬菜，各种蔬菜都要吃，因为每一种蔬菜中所含的营养成分是不同的，孩子在长身体的过程中，需要全面补充营养。从预防肥胖的角度出发，要给孩子多选择富含纤维素和热量较低的瓜类和茎叶类蔬菜。

但是，吃蔬菜一定要注意烹饪方式。

不要认为蔬菜没有用油炒，热量就不会高。事实上，有些调味品，比如上面提到的沙拉酱，它的热量和植物油几乎不相上下，减肥期间一定不要吃太多。

3. 主食：减肥时怎么吃

很多家长都知道，我们平时吃的主食，比如米饭、馒头、面条当中，含有丰富的碳水化合物。这些碳水化合物是特别容易导致孩子发胖的。

那么，是不是孩子减肥期间就不能吃主食了呢？

碳水化合物有一个重要的作用，就是让孩子保持精力旺盛。

如果为了减肥而长期不吃主食，会导致孩子精神状态差、注意力不集中等，不利于孩子平时的学习和生活。

所以，比较好的方法是，在每天早餐给孩子吃一些含有碳水化合物的主食，保证孩子一整天精力旺盛；而在午餐和晚餐，给孩子提供一些可以替代碳水类主食的食品，帮助孩子减肥。

早餐可以选择糙米饭、五谷杂粮粥、全麦面包等，这类食物中的营养素更丰富一些，尽量不要吃白米饭、馒头等精制碳水化合物。

那么，午餐和晚餐要给孩子吃什么样的主食呢？

目前，可以替代米饭的食材主要有魔芋、"花椰菜＋花生＋某些豆类"。

★魔芋是近年来在减肥界很流行的食材。

魔芋每百克含碳水 0 克、脂肪 0 克、蛋白 0 克，只含有 4 克纤维，重量主要来源于水和纤维，是极为友好的减肥食材。

我们可以很轻易地在网上买到魔芋饭和魔芋面，唯一的问题是，它的口感和米饭相距甚远，如果这个口味孩子能接受，那么它是很好的替代米饭的食材。

★花椰菜饭是另一种替代米饭的方法。

做法很简单，用食品加工机或者擦菜板将花椰菜制成米粒状，然后加入花生、黑豆、黄豆等蒸熟。

客观地说，花椰菜饭和魔芋饭的口感和米饭还是很不一样的，但是适量加入一些辅料调味后不失为一种替代米饭的方法。

总之，灵活运用上述的健康替代食材，能最大限度地模拟出各种主食，帮孩子做到减肥饮食。

这些代替主食的食品，给减肥的孩子提供了几种既能享受主食又能健康减肥的方案。这些方法能很好地帮助孩子坚持、习惯甚至享受减肥饮食。

运动：注意方法、时间及强度

运动对于孩子的生长发育是至关重要的。运动可以显著提升孩子的心肺功能，缓解情绪紧张和脑力疲劳，促进肌肉发育、骨质健康、新陈代谢，加速脂肪消耗，等等。

通常来讲，运动量越大，运动时间越长，消耗的糖和脂肪就越多，身体也就越不容易肥胖。但是，孩子处在长身体的过程中，不宜做长时间的剧烈运动，那样容易导致肌肉和骨骼的损伤，反而可能不利于孩子正常的生长发育。

1. 3 ～ 6 岁孩子的运动时间及强度

3 ～ 6 岁的孩子，每天的活动总量应该达到 3 小时。

国内首部《学龄前儿童（3 ～ 6 岁）运动指南（专家共识版）》中，对学龄前儿童运动量推荐了具体时间："全天内各种类型的身体活动时间应累计达到 180 分钟以上。其中，中等及以上强度的身体活动累计不少于 60 分钟。"针对我国学龄前儿童户外活动不足的现状，建议"每天应进行至少 120 分钟的户外活动"。

所谓"中等强度"的运动，一般包括快走、做操、跳舞、追逐等，而跑步、爬山、快速骑自行车、快速游泳、踢足球、打排球、打篮球等，则属于高强度运动。

3～6岁的孩子适合快走、跳舞、跑步等中高强度运动，每天1小时就可以了。

另外，像在幼儿园做的体操活动、跑跑跳跳的各种游戏活动，饭后和爸爸妈妈一起散步逛公园等低强度活动，累计要达到2小时。算下来，一天总共运动3小时左右。

2. 6岁以上孩子的运动时间及强度

孩子6岁以后，身体功能的发育逐渐走向成熟，可以进行的运动项目更加多样，能够适应的运动强度也更大。如：可以进行游泳、慢跑、快步行走、溜冰、骑车，以及各种球类运动，等等。每次运动30～60分钟，每天2～3次。

除此之外，还可以进行跳绳、跳皮筋、蛙跳、纵跳摸高等运动，每次30～60分钟，每天2～3次。

营养不良：胖孩子也会出现

说到营养不良，大家印象中的都是那些"瘦弱小"的孩子，但是，其实胖孩子也是有可能出现的营养不良问题的。具体来说，主要有以下这些方面。

1. 缺少蛋白质

缺少蛋白质的孩子，最明显的表现就是虚胖。那么，怎样判断孩子是不是虚胖呢？

1）肌肉松弛，脂肪下垂，轻轻拍打的时候，肌肉有晃动的感觉。

2）食量不大，吃的东西并不多，但是身材却比较胖。

3）相较于一般孩子，更容易疲劳。

4）四肢经常有肿胀的感觉，尤其是下蹲时，小腿的肿胀感会格外强烈，同时下半身往往比上半身更胖。

5）脸色偏白，怕冷。

以上这5点，如果孩子符合其中的3点，基本就可以判断为虚胖体质了。

解决孩子虚胖的问题，可以从以下3方面着手。

（1）适当补充蛋白质

保证每天吃 50 克瘦肉，500 毫升纯牛奶，一个鸡蛋，这些都是优质蛋白，需要保障。

（2）少吃高糖高脂的食物

不要吃肥肉，不要吃油炸食品。少吃主食与水果。

（3）加强运动

进行运动锻炼，减少体内脂肪。每天运动 3 ～ 4 次，每次 30 分钟至 1 小时。运动项目可以选择慢跑、游泳、足球、篮球等。

2. 缺少维生素 D 和钙

（1）缺乏维生素 D 和钙的表现

我们经常听到的腿抽筋，就是缺乏钙和维生素 D 的表现。年龄小的孩子缺乏维生素 D 和钙会患佝偻病，表现为盗汗、烦躁、睡眠不佳、生长不良，严重的会导致骨骼畸形，出现“O”形腿或“X”形腿，或者出现鸡胸。3 岁以上孩子缺乏维生素 D 和钙的时候，一般表现为抵抗力差，容易患呼吸道疾病或者消化道疾病；会出现腿抽筋，夜间更容易发生；由于缺维生素 D 和钙的孩子骨质不健康，孩子外伤后容易骨折；严重的表现为身高生长速度缓慢。

（2）缺乏维生素 D 和钙的原因

发生维生素 D 和钙缺乏的原因主要是摄入不足。维生素 D 基本上没有食物来源，一般可以由紫外线照射皮肤后转化而获得。胖孩子一般户外运动相对较少，静坐时间较长，获得维生素 D 的机会较少。3 岁以上的孩子，因为不常患佝偻病了，很多都没有坚持常规补充维生素 D。肥胖的孩子，由于身体脂肪含量较高，也会消耗一些维生素 D。因此，胖孩子更容易发生维生素 D 缺乏。

含钙丰富的食物，首推奶和奶制品，不少肥胖孩子喜欢吃甜食、膨化食品和油炸食品，却不喜欢喝奶。因此，肥胖孩子中，钙营养不良的不在少数。

（3）维生素 D 和钙是否缺乏的检测

维生素 D 的营养状况可以通过检测血液中 25- 羟 -D 的浓度来评价。

25- 羟 -D 的浓度（ng/ml）	体内维生素 D 状况
低于 20	缺乏
低于 30	不足
40 ～ 60	理想
高于 100	过量
高于 150	中毒

钙营养状况可以通过检测骨密度来评价。

钙的营养状况一般受 3 个因素的影响，分别是钙摄入量、维生素 D 水平和抗阻力运动。抗阻力运动就是蹦蹦跳跳的运动，如跳绳、踢毽子、跑步等，胖孩子由于体重高，做这些运动比较容易疲劳，因此做得少，再加上胖孩子有维生素 D 和钙摄入不足的因素，因此胖孩子的骨密度通常偏低。

胖孩子由于体重大，骨关节承受的压力大，加上骨质不健康的话，更容易患骨关节疾病。

（4）维生素 D 和钙的补充

补充维生素 D 和钙的最好方法，就是多做户外运动和饮食补充。

在阳光下运动，是补充维生素 D 和增强骨质健康的最佳方式。

适当补充维生素 D 滴剂也是非常必要的，可以每天补充 400～800 国际单位。每天吃一些含钙丰富的食物，首选喝奶，每天 500 毫升，每天还可以吃 50 克瘦肉和一个蛋。需要注意的是，胖孩子在选择肉类的时候，最好吃纯瘦肉，最好是里脊的部分，不要吃牛腩、五花肉这种带有肥肉或筋膜的部位。如果这些含钙丰富的食物没有吃够量，可以补充 300 毫克碳酸钙片。

除了上面这些食物以外，还可以给孩子准备一些低热量的蔬菜类的小零食，比如小番茄、黄瓜、胡萝卜、白萝卜。直接吃就可以，不要用油炒。

这样，既能够让孩子吃饱，也可以避免孩子发胖。

3. 缺铁

缺铁的孩子，最明显的表现是学习能力下降，容易疲劳乏力，注意力不集中，理解能力差，上课爱做小动作，眼结膜苍白，等等。

本身就比较肥胖的孩子，在补铁与控制体重方面，同样要做好平衡。

补铁可以分药补和食补两部分进行。

1）药补。如果孩子缺铁严重，看过医生后，可以按照医嘱服用葡萄糖酸亚铁口服液、四维亚铁口服液等补铁药剂，同时配合吃一些维生素 C，以促进人体对铁的吸收。补铁口服液与维生素 C，都可以从药店购买到，根据孩子的年龄，遵照医嘱或说明书服用就可以了。

2）食补。肥胖的孩子通过饮食来补铁，一定要吃低热量的含铁食物。比如动物肝脏和动物血，是含铁非常丰富的食物，动物食品里面的铁，是血红素铁，铁的吸收率较高，可以每周吃 2～3 次，每次吃 50 克。此外，黑木耳、海带、菠菜、苋菜、金针菇、香菇、芹菜等含铁量比较高的食物，也都是不错的选择。

另外有一些食物，虽然铁含量很高，但同时热量也高，这样的食物，胖孩子就尽量不要吃了，比如芝麻、葵花籽等。

营养不良性消瘦：需格外关注

作为一名儿童保健医生，从身高促进的角度来讲，我一般都建议让孩子保持苗条身材，体重增长的速度最好小于身高生长的速度。但是，有一种儿童瘦弱的情况是需要家长格外关注的，那就是小儿营养不良性消瘦。

从医学角度讲，以热能缺乏为主的婴幼儿营养不良，就被称为营养不良性消瘦。

孩子营养不良性消瘦是一种慢性营养缺乏症，主要是由于长期摄食过少，或者食物不能被充分利用，以致不能维持身体正常代谢，只能消耗自己身体组织供给能量，以维持最低的生命代谢所需。具体表现是体重不增或减轻、生长发育停滞、脂肪逐渐消失等。

1. 发病群体

营养不良性消瘦多见于婴幼儿。

（1）新生儿营养不良

新生儿营养不良可能是胎儿营养不良的继续，也可发生于出生后1个月内，其病因多与喂养不当、消化系统先天畸形（如唇、腭裂）有关。临床表现为生理性体重下降后不易再回升，体重继续减轻，皮下脂肪大量丢失后，额部起皱，颧骨突起，呈"小老人"外貌。好哭、烦躁，食欲下降或拒奶。免疫功能低下，易感染，常合并贫血，维生素缺乏及水肿。合并腹泻酸中毒者，因呼吸功能代偿差，临床可见典型酸中毒表现，应加以警惕。

（2）3岁以上小儿营养不良

这一时期的营养不良一般是由于婴儿期营养不良的继续；热能、蛋白质摄入不足；不良饮食习惯影响进食；功课繁重影响食欲或由于全身疾病等多种原因所致。早期表现为倦怠无力，或烦躁不安，食欲不振和极易出现消化紊乱，便秘颇为常见，甚或出现饥饿性黏液便。脂肪耐受力差，如过量供给，极易发生呕吐、腹泻。常表现出倦怠，面色苍白，肤色暗晦及眼睛缺乏神采。大多数患儿有神经系统症状，如睡眠不安、夜惊，有时发展成各种神经精神症状，如遗尿、咬指甲及颜面抽搐等。其骨骼发育亦延缓，出牙不规律，青春期可延缓。患儿抵抗力降低，易伴发各种感染。

2. 预防措施

（1）大力提倡母乳喂养

尤其是早产儿及低出生体重儿，母乳喂养更为重要。对母乳不足及无母乳者，应及时采用混合喂养和人工喂养，并尽量用牛、羊乳或奶粉喂哺婴儿，及时添加辅食，尤其注意优质蛋白质的补充。

（2）合理安排生活制度

保证孩子充足的睡眠和休息，适当安排户外活动及锻炼身体，从小养成不挑食、不偏食、少食零食的饮食习惯，可使孩子食欲旺盛，防止营养不良的发生。

孩子在开始添加辅食时，都还没有长出牙齿，因此妈妈只能给孩子喂流质食品，逐渐再添加半流质食品，最后发展到固体食物。如果一开始就添加半固体或固体的食物，孩子肯定会难以消化，导致腹泻。

应该根据孩子消化道的发育情况及牙齿的生长情况逐渐过渡，即从菜汤、果汁、米汤过渡到米糊、菜泥、果泥、肉泥，然后再过渡成软饭、小块的菜、水果及肉。这样，孩子才能吸收好，避免营养不良。

3. 调理方式

如果孩子已经发生营养不良性消瘦，一定要及时调整饮食结构，加强营养。

1）6个月以内的婴儿，尽量保证母乳喂养。如果母乳供给不足，也要采用相应月龄的婴儿奶粉来喂养，而不要给孩子吃米糊一类的食物。

2）6个月以上的孩子，可以开始添加辅食了。最好每天保证1个鸡蛋，500毫升奶，50克瘦肉，以及适量的蔬菜和水果。

此外，饭一定要按时按量地吃。早餐和晚餐，分别占全天能量的30%，午餐占全天能量的40%。按照这样的营养比例去调整孩子的饮食结构，有助于保证孩子营养均衡。

【健康时间】定期监测体重

3 岁以上到青春期前的孩子，每年体重增长的正常范围是 1～2 千克。这样算下来，平均每个月体重增长 0.1 千克。

肥胖不是一夜长成的。孩子的体形从瘦到胖，分别是消瘦、苗条、匀称、粗壮、超重、肥胖，每种体形都有相应的评价标准。一个匀称体形的孩子长到肥胖，会经历较长的过程。只要每月监测孩子的身高体重，一旦发现体重增长过速，如一个月增长了 0.3～0.5 千克，马上进行饮食调整和增加运动，就可以尽早控制体重和预防超重肥胖。

需要注意的是，称体重时，为了称出的重量更准确，最好不要穿太多的衣服。

此外，每次称体重的时间最好保持一致，因为人的体重在一天中的各个时段存在差异，早晨、中午、晚上称出的重量是不一样的。

推荐的方法是：每周固定一天，早晨起床排便后，空腹测量体重。

第五章

免疫力提升：增强孩子抗病能力

"免疫"一词是从拉丁语"immune"翻译来的，原是豁免或免除的意思，后被用来表示免除疾病（传染病或感染），特指人体防御感染的现象。

　　儿童时期是每个人成长过程中极度脆弱、易受病毒攻击及感染的时期。精心照顾好你的孩子，提高他们的机体免疫力，是保障孩子健康成长的关键。

免疫力：防御疾病的能力及补救方法

孩子自从降生以后，就被父母的爱所包围。同时，也被种类繁多的致病细菌、病毒及其他微生物所包围。

每一对父母都希望自己的孩子健康成长，但是致病的细菌、病毒及其他微生物丝毫不理会父母爱子的拳拳之心，无孔不入地攻击并破坏着孩子的机体。

"医生，为什么我的孩子总爱生病呢？真是急死我们了！"这是我在儿科门诊常常听到的一句话。

孩子之所以经常生病，原因有很多，但其中最主要也最常见的原因无非是，孩子的机体免疫力比较差。

1. 免疫力的功能

免疫力是指人在自然状态下防御疾病的能力或功能。从生理学角度讲，免疫系统是指体内一个特殊的能够识别异己、排出异己物质的系统，它犹如一支训练有素的精锐部队，捍卫着人体的健康。具体来说主要是以下 4 个方面。

	功能	功能范围	作用
1	防御和保护功能	清除外来的致病因素，如各类微生物等	使人体免受病毒、细菌、污染物等的攻击
2	清除和稳定功能	清除人体新陈代谢过程出现的各种衰老、受损、死亡的细胞	维持体内环境的平衡
3	修补和监视功能	修补受损的器官、组织，发现并处理体内的异常细胞	恢复器官、组织的功能
4	记忆功能	会对入侵者产生记忆，再有病原菌入侵，产生抗体，并消灭病原菌	产生抗体

儿童免疫力的一个重要特点是，年龄越小，免疫力越低。

儿童的免疫系统发育不够成熟，如皮肤、黏膜等，非常娇嫩，防御力低，容易受到损伤；呼吸道的纤毛运动能力弱，清除能力差；胃酸浓度低，杀菌能力小；血液里的白细胞、吞噬细胞等的杀菌能力也不强。

当胎儿在母体内的时候，可以从母体获得一部分免疫球蛋白，这部分特异性免疫抗体，在出生以后依然可以继续发挥作用。但是随着婴儿月龄的增加，这种抗体逐渐减少，一般到 6 月龄就微乎其微了，到 8 月龄几乎就完全消失了。

所以，6 月龄以上的婴儿非常容易患病。

2. 增加免疫力的补救办法

针对这种情况，补救的办法有 2 种。

（1）坚持母乳喂养

母乳中，含有一种分泌型免疫球蛋白 IGA。它具有重要的免疫屏障作用，对某些病毒、细菌和一般抗原具有抗体活性，是防止病原体入侵人体的第一道防线。

新生儿血清中没有免疫球蛋白IGA，但可从母乳中获得分泌型免疫球蛋白IGA。新生儿出生4～6个月后，血液中会逐渐出现免疫球蛋白IGA，以后逐渐升高，到青少年期达到高峰。所以，4～6个月以内的孩子，尽量要母乳喂养，使孩子获得足够的免疫球蛋白IGA。

新妈妈产后2～3天分泌的母乳，叫作初乳。在初乳当中，含有β胡萝卜素；和成熟乳相比，初乳中脂肪和糖含量较低，适合于新生儿的消化吸收；蛋白质含量较高，尤其是乳清蛋白的含量比较高，具有抗病能力的免疫球蛋白含量较成熟乳高20～40倍。所以，初乳一定要给孩子喝。

那么，孩子什么时候断奶比较合适呢？

世界卫生组织推荐的断奶时间是2周岁。但是现实中，各位家长可以根据自身的情况，调整断奶时间，最好不要早于6个月，最好喂到1岁或1岁以上。

另外，断奶不要选择在季节交替的时候进行，以防因不适应饮食变化和气候的变化而引发疾病。

（2）注射疫苗

按照国家卫生部门的规定注射各类疫苗，这种方式也被称为"计划免疫"。

除了计划免疫，还有一种自费二类疫苗，也是非常重要的，父母可以选择性地带孩子去注射。

名称	作用	接种方法及剂量	接种流程
进口 13 价肺炎球菌多糖结合疫苗	预防 13 种亚型肺炎链球菌引起的感染	全程 4 针	2 月龄、4 月龄、6 月龄分别接种 1 针，为基础免疫，每针间隔时间大于 28 天；12～15 月龄接种 1 针加强免疫
进口口服五价重配轮状病毒减毒活疫苗	预防轮状病毒感染引起的腹泻、呕吐	全程口服 3 剂	6～12 周龄吃第 1 剂，每剂间隔 4～10 周，第 3 剂不晚于 32 周龄
流脑 AC 结合疫苗	脑膜炎双球菌有不同的血清型，包括 A、B、C、D 等 9 个菌群，我国 95% 的流脑为 A 菌群的感染，少数为 C 菌群的感染；预防 A 群和 C 群感染	全程 2 针	6 月龄接种第一针，间隔 1 个月以后接种第二针 注意，要在 12 月龄之前全部接种完
肠道病毒 71 型灭活疫苗（简称 EV71 疫苗）	预防肠道病毒 EV71 引起的手足口病	全程 2 针	适用于 6 月～5 岁的孩子，2 针间隔 1 个月以上

在孩子生长发育的过程中，身体内的抗体也会不断增加，白细胞渐趋成熟。不过，由于生活接触面逐渐扩大，因此感染病原体的机会也会越来越多，孩子也会时常生病。

举个简单的例子，如果大人从外面回来，还没有洗手就去抱孩子，很有可能将手上的病菌传染给孩子，导致孩子生病。

但是，随着孩子年龄的不断增加，由于疾病的反复刺激，身体内的疾病抗体也会逐渐增多，孩子的免疫力也就会慢慢增强。由于每个孩子的自身体质和所处的环境都有所不同，因此有的孩子生病次数较少，有的孩子生病次数则较多。只要没有出现较为严重的疾病，家长不必为此过于担忧，到五六岁的时候，孩子生病的次数自然就会慢慢减少了。

免疫力差：引起很多疾病的根本原因

儿童的生长发育尚不健全，免疫系统尚未发育成熟，其抗病能力较差，稍不注意就容易感染疾病，尤其是传染性疾病。

我曾经接诊过一个 8 岁的小男孩，非常瘦弱，感冒持续半个多月不见好，病情反反复复。

据家长介绍，孩子从小体质就不好，经常是小病不断。比较挑食，不太爱吃饭，也不喜欢运动。

我告诉家长，孩子这种情况，是免疫力低下的表现。需要在饮食上给孩子加强营养，多尝试一些烹饪方法，总能找到孩子喜欢的口味；另外，还需要让孩子多参加户外运动，通过体育锻炼让身体强健起来；每天保障充足的睡眠；等等。免疫力提高了，孩子自然就不容易生病了。

我针对孩子的具体情况，制订了一套增强免疫力的方案。

他们回去以后，按照我给的方案去执行。半年以后复查，孩子的身体状况已经有了明显好转，比以前健壮了许多，也更有活力了。

呵护孩子的健康，最好的方法不是生病了才去治疗，而是想办法提高孩子的免疫力，让孩子减少疾病的发生率。

那么，有哪些疾病是由于免疫力低下引起的呢？

1. 感冒

感冒是儿童最常见的呼吸道疾病，而流行性感冒则属于传染性疾病范畴。感冒病毒的种类很多，被感染后的发病概率也是很大的，所以免疫力差的孩子一般比较容易患感冒。同时，感冒又可能诱发慢性鼻炎、咽喉炎、心肌炎等疾病。

2. 支气管炎

支气管炎是小儿常见的一种疾病，其中急性支气管炎大多继发于上呼吸道感染以后。年幼体弱、积食、便秘、气温骤变、空气污浊、免疫力低下是该病的主要诱因。支气管炎以咳嗽为主，一般无发热表现，或仅有低热表现。

3. 肺炎

肺炎的病情较支气管炎更为严重，患儿除了咳嗽、咳痰以外，往往还伴有发热、气促、呼吸困难等症状。某种微生物，如支原体、肺炎链球菌等感染是支气管炎的主要发病因素，而机体免疫系统防御功能下降则是容易导致上述病菌感染的主要原因。

目前，在我国 5 岁以下儿童死亡原因中，肺炎仍占有很大比重。

4. 皮肤化脓性感染

孩子一般比较好动，因此经常会有磕碰。而皮肤是机体免疫的屏障，皮肤破损容易引发化脓性细菌的感染。

5. 胃肠炎

由于孩子一般缺少卫生概念，有些孩子在玩耍后经常忘记洗手，直接用小脏手抓东西吃；还有的孩子喜欢啃手指、咬指甲、啃衣角，都容易将细菌吃到肚子里。儿童的胃肠清除垃圾、细菌的能力较弱，很容易导致病从口入。

饮食：后天饮食对免疫力的影响有多大

科学研究表明，孩子的免疫力与遗传基因关系密切，但是后天饮食对免疫力的影响也非常大，人体免疫系统活力的保持主要靠食物。有些食物的营养成分能协助刺激免疫系统，增强免疫能力。缺乏这些营养素，则会严重影响身体的免疫系统功能。

1. 提升免疫力不可或缺的营养素

（1）优质蛋白质

蛋白质是构成细胞和抗体的主要成分，实验表明，蛋白质严重缺乏会导致免疫细胞中的淋巴细胞数目大减，造成严重的免疫功能下降。

机体的健康和免疫系统功能的有效发挥依赖于充分摄入的蛋白质中所含有的各种氨基酸。当我们的身体遭受病原菌侵袭的时候，比如一个人感冒时，机体就需要比平时更多的能量去战胜疾病，这就有赖于蛋白质发挥作用了。

优质蛋白质中含有多种氨基酸，不仅营养丰富，而且能够激发机体产生大量的抗体，杀灭病原菌，并将其排出体外，使机体保持健康状态。

可供选择的含有优质蛋白质的食物主要包括牛奶、蛋类、鱼、肉等。

（2）赖氨酸

赖氨酸对孩子的生长发育、免疫功能，尤其是对大脑的发育有着极其重要的影响。因此，每个人，尤其是处于生长发育阶段的儿童，更应该保证这种营养物质的摄入量。如果体内较长时间缺乏氨基酸，就会影响身体及智力的发育。

其实，赖氨酸最好的补充来源是天然食物，如蛋类、肉类、豆类等。

（3）维生素

春夏之交是各类传染病——尤其是呼吸道传染病的高发季节。在这一时期，孩子免疫力的强弱，成为健康与否的一个关键性因素。科学研究表明，人体内抗体数量的多少与机体内维生素水平的高低关系密切。科学合理地补充各类维生素，可以增强孩子的体质和抗病能力，有效预防细菌、病毒等各类微生物的入侵。

（4）微量元素

人体内有许多必需的微量元素，它们与人体免疫力关系密切，如硒、铁、锌、锰、镁等。这些微量元素在人体内能起到"促燃剂"的作用，促使机体更好地利用蛋白质、脂肪和碳水化合物，提高机体的免疫力。人体若缺乏微量元素，就会影响到自身的免疫功能。因此，必须保证各种微量元素的摄入，这样才能使孩子的免疫系统尽快强壮起来。

（5）水

一天八杯水，既能美容排毒，又能祛除机体内的细菌病毒，尤其是能将积聚在咽喉部的病原菌冲走。如果能适量地饮茶，更能消除体内的自由基，增强机体的免疫力。每天清晨空腹喝杯温热的淡盐水，不仅有利于保持大便通畅，还能够使毒素随尿液排出体外。清晨，胃中的食物基本排空，水在胃中随着身体的活动四处流动，如同清洁剂荡涤着胃内的残渣，使病原菌无处安身。

（6）双歧杆菌

我们大可不必"谈细菌色变"，因为有很多细菌是人体的好朋友，尤其是长期居住在肠道内的双歧杆菌，它是促进人体健康、增强机体免疫力、加强和改善脑功能的"大功臣"。对于平素体弱的孩子而言，如果在日常生活中注意保护、补充这类有益菌，多吃一些经过发酵的豆制品，或适当补充含有双歧杆菌的保健品，便能改善胃肠的消化功能及机体的免疫功能，这对孩子是十分有益的。

益生菌可以提高胃肠的免疫力，因为它是肠道内的有益菌，可以维持肠道正常功能、改善微生态平衡、调理胃肠道菌群、加强肠道黏膜屏障、抑制致病菌繁殖、抑制部分肠道疾病、维持酸性环境、促进营养物质吸收、刺激机体免疫系统，从而增强机体免疫力。还可以预防骨质疏松、消除疲劳、防辐射、促进食物分解。有些孩子出现食欲不振、消化不良、急慢性腹泻、吸收功能不良，都可以补充益生菌试试看。

（7）牛磺酸

牛磺酸是人体日常必须补充的氨基酸，主要存在于人的心脏、大脑、眼睛、神经中枢系统等重要器官和组织中，是维持这些器官和组织生长发育和正常运作不可或缺的物质。同时，存在于这些器官和组织中的牛磺酸通过各种生物学反应，对人体快速消除疲劳、提高免疫力具有重要作用，它维持着人体整体的功能平衡。牛磺酸含量比较高的食物主要包括各种动物性的海产品等。

2. 不同年龄段孩子提升免疫力的饮食搭配

（1）1～3岁的孩子

1～3岁的孩子，除了保证每天喝250～500毫升牛奶，吃1个鸡蛋外，每顿饮食量可以参照孩子的小拳头。如主食、蔬菜、水果，其量达到孩子的2个拳头大小即可；蔬菜中绿叶蔬菜要占一半以上，水果选择当季的，每天变换品种吃即可；肉食以瘦肉为主，可选择猪里脊、鱼肉、鸡肉等，量达到孩子的手掌心大小即可。

（2）4～7岁的孩子

4～7岁的孩子，每天的饮食要保证1个鸡蛋，50克瘦肉，500毫升牛奶，黄色和绿色蔬菜共计100～150克，其他蔬菜100～150克，主食100～150克，食用油10～20毫升。

说到牛奶，很多家长在孩子3岁以前，如果母乳不足，会给孩子喝1～3段的配方奶，到了4岁就不再给孩子喝配方奶了。

事实上，有条件的家庭，在孩子4～7岁的时候，最好给孩子准备四段配方奶粉。

四段奶粉是专门为 4 ～ 7 岁的孩子研制的，里面含有这个年龄段孩子所必需的多种矿物质和微量元素，对于孩子增强免疫力是非常有帮助的。

另外，对于已经表现出免疫力低下的孩子，可以喝一些乳铁蛋白粉。乳铁蛋白粉有利于修复、完善孩子的免疫系统，增强孩子的抗病能力。

吃的时候，根据说明书中标注的服用量，加在奶粉中，一起冲服，就可以了。

（3）8 ～ 12 岁的孩子

8 ～ 12 岁的孩子，每天需要摄入以下食物。

谷类 150 ～ 200 克，其中全谷物要有 30 ～ 70 克。薯类 25 ～ 50 克。薯类不需要每天吃，如果当天吃了薯类，可以替代等量的谷类。蔬菜 300 克，其中绿叶蔬菜要占一半。水果 150 ～ 200 克。畜肉类，也就是猪肉、牛肉、羊肉；禽肉类，也就是鸡肉、鸭肉等，合计要吃 50 克。水产品 40 克。如果不受地域影响，水产品不需要每天吃，一周吃上 1 ～ 2 次。如果当天吃了水产品，可以替代等量的肉类。蛋类 25 ～ 40 克，也就是每天吃一个鸡蛋。奶或奶制品 500 毫升。食用油 20 ～ 25 克。食盐 2 克。水 800 ～ 1000 毫升。

提高孩子的免疫力，也可以让孩子吃一些大蒜。

因为，大蒜中含有大蒜素，有提升免疫力及抗病毒的功能，对于巨噬细胞病毒有抑制作用，还可以促进 T 淋巴细胞的转化，增加白细胞及巨噬细胞的活性，也具有延缓及部分抑制细菌中

DNA 和蛋白质合成的作用，进而达到抗菌杀菌的目的，可以预防及治疗多种感染性疾病。

吃大蒜，最好拍碎或制成蒜泥后，放置 15 分钟再吃。因为，大蒜在碾碎后，其中的蒜氨酸和蒜酶等有效物质，才会互相接触，进而形成能够提升人体免疫力的大蒜素。

给孩子吃大蒜，每天 2 瓣就可以了，不要多吃，以免刺激胃肠道。

运动：长期坚持，增强免疫细胞活力

适当的运动可以增加儿童免疫细胞的活力，帮助儿童对抗体内的致病细胞，有效对抗侵入人体的致病菌。实践也证明，只有依靠长期运动，才能使身体强壮起来。

体育活动是由人体的神经系统、循环系统、呼吸系统、运动系统、消化系统等多方面协调配合完成的。同时，体育锻炼又可以对上述各系统的活动产生良好的影响。

1. 体育锻炼对人体免疫系统的影响

人体的免疫系统并没有直接参与体育活动，体育锻炼会对它产生什么样的影响呢？

（1）生理上的作用

合理的体育锻炼可以提高白细胞的数量和功能，特别是可以提高白细胞分类中具有重要作用的淋巴细胞的数量，这对于提高机体的抗病能力是至关重要的，因为白细胞的主要功能是防御病菌、免疫和消除坏死组织。

（2）提升体内自然杀伤细胞的数量和免疫球蛋白水平

研究表明，适度锻炼可使人体免疫球蛋白升高 14%，还可以使血液中的白细胞介素增多，进而增强自然杀伤细胞的活性，消灭病毒和癌细胞，并促使身体释放使人兴奋的应力激素，从而达到提高人体免疫力的目的。

（3）促进新陈代谢

运动时出汗和血液循环加快可促使人体将毒素尤其是皮肤上的毒素排出。另外，运动后血液循环及新陈代谢的加快，使人体器官的生理功能得到增强及提高，更激活了机体内各种细胞及免疫因子，这些免疫因子起着抵御细菌及病毒的重要作用，使人体免受疾病的侵袭。

2. 不同年龄段孩子提升免疫力的运动方法

（1）0～1岁的孩子

1）0～3个月的孩子：抚触。

0～3个月的孩子，还不能开始主动做运动，家长只需要在每次洗澡之后，对孩子进行抚触就可以了。

抚触的时候，房间最好保持在25℃左右。具体方法如下。

家长往手心倒入一元硬币大小的抚触油，在双手掌心擦匀后，轻柔按摩孩子的四肢、胸腹、背部等，每次15分钟，每天3次。

抚触，可以改善婴儿血液循环，增进食物的消化与吸收，促进睡眠，减轻机体对刺激的应激反应，增强机体的免疫应答能力。

2）4～6个月的孩子：肢体活动。

4～6个月的孩子可以在家长的帮助下被动做操。下面介绍一种简单实用的婴儿被动操。

★上肢运动

预备：孩子仰卧，妈妈将双手拇指放在孩子掌心，轻握孩子双手。

第一步：双臂左右分开平展。

第二步：双臂胸前交叉。

第三步：双臂左右分开平展。

第四步：还原。

★下肢运动

预备：孩子仰卧，双腿伸直，妈妈两手握住孩子脚踝。

第一步：左膝向上，关节弯曲。

第二步：伸直还原。

第三步：右膝向上，关节弯曲。

第四步：伸直还原。

以上2节，重复做4次为1组，每天早、中、晚各做1组。

3）7～9个月的孩子：游戏。

7～9个月的孩子，已经可以在床上爬行、坐直，或扶着床栏杆站立了。在这个阶段的孩子，可以通过与家长一起做游戏的方式进行运动。下面就给大家介绍几种适合7～9个月孩子的运动游戏。

★抓取游戏

给孩子准备一些体积小的零食，比如奶豆、小饼干等，放在盘子里，让孩子自主抓取。可以锻炼孩子的肢体灵活性。

★取物游戏

家长和孩子坐在床上，或铺了爬行垫的地板上。

家长向1米至2米远的地方扔出一件玩具，让孩子爬过去，将玩具捡回来。通过这种游戏，可以锻炼孩子的肢体协调能力。

4）10～12个月的孩子：学走路。

10～12个月的孩子已经可以开始学走路了。

每天上午9点至10点，下午4点至5点，可以带孩子去小区花园里练习走路，每次半小时，每天练习2次。

（2）1～3岁的孩子

1）1岁至1岁半的孩子：多练习独立走路。

1岁至1岁半的孩子，刚刚学会走路，但还没有走得特别稳健，因此这个时候可以做做踢球运动，让孩子多练习独立走路。

★踢球走路

准备一只稍大些的皮球，让孩子一边踢球，一边跟着球向前走。

天气好的时候，可以去小区的花园里踢球。天气不好的时候，也可以在自家的客厅里踢。

每次踢10分钟，每天踢3次就可以了。

2）1岁半至2岁的孩子：模仿。

1岁半至2岁的孩子，模仿能力开始增强。因此，这一时期的运动可以以模仿为主，比如，一边唱儿歌，一边让孩子模仿大人做操或跳舞，动作不要太复杂，以免孩子跟不上节奏。

★唱儿歌

家长唱儿歌："清早起，做早操。伸伸腿，弯弯腰。小手一举，跳一跳。"

同时配合着儿歌，做相应的动作，如伸腿、弯腰、举手、蹦跳，等等。

让孩子模仿大人一起做。

这样的运动，每次可以做10分钟，每天做3次。

3）2岁至2岁半的孩子：练习平衡力。

2岁至2岁半的孩子，身体的平衡能力会迅速发育。因此，在运动方面，也可以着重于平衡力的训练。

★用脚尖走路

让孩子用脚尖走路，每次练习5分钟就可以了，一天之内可以反复练习3～5次。

这个练习能够促进孩子小脑、大脑和脊神经之间的协调，促进各神经系统间的联系和协作，为以后更加复杂的体能锻炼打下良好基础。

4）2岁半至3岁的孩子：复杂运动。

2岁半至3岁的孩子，肢体协调能力已经发育得比较好了，可以进行一些复杂的运动，比如抛接球。

★抛接球

家长和孩子面对面，隔1.5米左右的距离站好。先由家长抛出球，让孩子接。然后再由孩子抛球，家长来接。如此反复。

注意，家长要尽量将球往孩子的手里抛，以免孩子因为对游戏不熟练，总是接不到球，对游戏产生排斥心理。

抛接球运动，每次可以做15分钟，每天做2次就可以了。

（3）4岁以上的孩子：游泳、跳绳等多种运动

1）游泳。孩子到了4岁，就可以系统地学习游泳了。

★游泳

孩子游泳，每次1小时左右就可以了，每周可以游3次。

孩子进行游泳运动有很多好处，比如促进大脑和神经系统的发育，提高智力；促进骨骼、关节、韧带、肌肉等的发育，帮助长高；促进胃肠蠕动，帮助消化功能进一步完善；提高肺活量；促进血液循环，增强心脏功能。

2）跳绳。也是很适合这个年龄段孩子的一项运动。跳绳不仅有助于提高心肺功能，也有助于促进大脑的健康发育。

★跳绳

孩子跳绳的时候，每跳 10 分钟，休息 2 分钟，再跳下一组。每次跳 3 ～ 5 组就可以了。

孩子跳绳，最好选择竹节绳，这样的跳绳有一定重量，不容易打卷，适合初学者使用。

绳子的长度也要适中。当孩子把绳子的中间踩在脚下时，绳子的两端刚好可以轻触到孩子的腋下，这个长度就可以了。

跳绳的时候，需要让孩子穿具有减震功能的鞋子，可以减慢跳绳时地面对于孩子脚部的冲击力，防止造成运动损伤。

另外，跳绳的场地，可以是家里的木质地板，也可以在运动场的塑胶地面。因为这两类材质都具有一定的弹性，有利于孩子跳绳过程中的弹跳。

跳绳的时候，注意让孩子前脚掌着地，这样可以减缓对身体的冲击力。

睡眠：睡好了，免疫力才会强

不少家长望子成龙心切，让孩子参加各式各样的课外辅导班，侵占了孩子正常的休息时间，导致孩子睡眠不足。人体的生长取决于脑垂体前叶分泌的生长激素，而生长激素主要在睡眠时分泌。医学研究认为，人体睡眠时分泌的生长激素为醒时的 3 倍多。儿童长期睡眠不足会影响生长发育，而免疫力也正是在不断的生长发育中逐步完善的，免疫系统发育不良，势必导致免疫功能低下。

1. 保证孩子的睡眠时间

孩子年龄不同，所需睡眠时间也有不同。

3 ～ 11 个月的孩子，每天需要 14 ～ 15 小时的睡眠。

12 ～ 35 个月的孩子，每天需要 12 ～ 14 小时的睡眠。

3 ～ 6 岁的孩子，每天需要 11 ～ 14 小时的睡眠。

7 ～ 13 岁的孩子，每天需要 10 ～ 11 小时的睡眠。

2. 保证孩子的睡眠质量

仅仅保证孩子有足够的睡眠时间是不够的，家长还需要关注孩子的睡眠质量。只有高质量的睡眠，才更有利于孩子免疫力的提高。

提高孩子的睡眠质量，家长可以从以下几个方面着手。

（1）提高卧室空气质量

孩子睡觉的时候，一定要保持空气流通。

在新鲜的空气中，氧气占 20.95%，二氧化碳占 0.4%。孩子在睡觉的时候，每分钟可以吸入 300 毫升氧气，呼出 250 毫升二氧化碳。如果门窗紧闭，卧室不通风，很快就会使卧室的空气变得污浊。

所以，在天气不冷的时候，最好开着窗户和房门睡觉。冬天气温低，不适合开窗的话，也要保证房间的门是开着的，让卧室的空气可以与客厅等空间的空气进行交换。

如果孩子与父母还没有分床睡，那么一定不要让孩子睡在父母的中间。因为父母在睡觉时从肺里呼出的废气围绕在孩子身边，会使孩子吸氧不足，出现睡不安稳、做噩梦等现象，难以实现良好的睡眠。

解决的办法是，给床装上儿童防护栏，让孩子睡在有防护栏的一侧，既能保证睡眠中的空气流通，又可以防止孩子掉下床去。

此外，有些独自睡觉的孩子，由于怕冷或者怕黑，睡觉时喜欢用被子蒙住头。这样也会造成吸氧困难，心肺功能降低，使机体免疫力下降。如果孩子怕冷，可以开空调调节温度，如果孩子怕黑，家长可以先陪孩子睡一段时间，再通过鼓励等方式，让孩子逐渐适应独自睡觉。

（2）床要软硬适中

不要给孩子使用过于柔软的海绵床垫或者席梦思床垫。因为孩子在发育过程中，骨骼比较软，可塑性很大。如果长期睡特别软的床垫，会造成骨骼变形。另外，对于孩子来讲，过于柔软的床，它的舒适度是不好的，孩子在上面很难睡得踏实。

比较适合孩子的是棕榈床垫，不仅透气性和散热性比较好，而且硬度适中，有利于孩子骨骼发育和睡眠质量的提高。

3. 孩子不爱睡觉怎么办

随着孩子的逐渐长大，他们自主意识也会逐渐增强，渐渐开始不愿意听家长的话，不肯乖乖去睡觉。出现这种情况，家长可以从以下两方面着手应对。

（1）帮孩子建立正常的睡眠规律

为保证孩子晚上能够按时入睡，午睡时间就不要太晚，一般在中午1点开始午睡比较好。

此外，午睡时间也不宜太长，2个小时就可以了。

因为，如果午睡太晚或时间太长，会导致孩子晚上到了睡觉时间还不困，难以入睡。

（2）白天保证孩子有足够的活动量

这个时期的孩子精力是非常旺盛的，只有在白天，通过大量的活动将孩子的精力消耗掉，孩子才有可能在晚上由于疲倦而早早产生困意。

4. 孩子睡眠中的各种异常情况

1）有的孩子夜里容易惊厥、哭泣，出汗多，且有枕秃，发现有这些症状要及早带孩子去医院检查，看看是不是患上了佝偻病，是不是需要额外补钙。

2）有的孩子晚上睡着以后爱磨牙。

磨牙分为两种情况，一种是出牙期，建立正常咬合的一种必要活动，会自行消失，无须治疗。另一种是由精神或神经反射因素引起的，需要对症治疗。有牙齿酸痛的可以去医院做脱敏治疗。

必要的时候也可以装一个磨牙矫正器，晚上睡觉时给孩子带在上颌的牙弓上，防止磨牙动作发生。这种磨牙矫正器，去医院牙科就可以配制。

3）还有的孩子，晚上睡着以后爱打鼾。

如果孩子几乎每天晚上都打鼾，一定要尽早带孩子去医院的呼吸内科检查，以确定孩子是不是患上了阻塞性睡眠窒息症，或者是不是患上腺样体肥大症。这种疾病，可以通过手术治疗，也可以通过持续正压呼吸机来调节。具体的治疗方式，需要根据孩子的个体情况而定。

情绪：不可忽视的免疫功能影响因子

情绪与免疫力的关系是许多学者近年来研究的课题。根据相关实验人们发现，情绪障碍——特别是紧张、焦虑等不良情绪的刺激可能对机体的免疫功能产生不好的影响，进而增加身体感染疾病的可能。

1. 不良情绪对免疫力的影响

（1）焦虑对免疫力的影响

科学研究发现，焦虑心理对人体内重要的免疫细胞——自然杀伤细胞的活性有很大影响，同时也与免疫细胞对植物血凝集素和伴刀豆球蛋白 A 的增殖应答的抑制有关。

研究显示：情绪的唤醒水平也会影响免疫应答的改变。

在要求被试者回忆积极的和消极的经历，以唤醒被试者"积极"和"消极"的情绪时，结果发现，两者均引起免疫细胞对 PHA 增殖性应答的抑制、嗜中性粒细胞的增加。

家长用具有伤害性的语言去批评孩子，有时确实可以使孩子乖乖地服从父母的意志，然而，这种屈服只是暂时性的。从长远来看不仅会伤害孩子的自尊，还会导致孩子的免疫力降低，不利于孩子的身心健康。

（2）高度紧张对免疫力的影响

有专家曾将接受高强紧张刺激和低弱紧张刺激的两组医科大学学生进行免疫球蛋白 A（IgA）、人格特征及所患疾病检查对比研究，结果发现高强刺激组的大学生，他们的免疫球蛋白 A 的水平明显下降，并且此组有较多的人患上了呼吸道感染。也就是说，高度紧张的心理会降低人体的免疫力。

紧张心理人人都会产生，关键在于怎样使紧张保持在一定的限度之内。对于孩子来说，家庭变故、学业繁重、考试失败、做错了事等，都会引起紧张的情绪。这种体验如果低于孩子的心理承受能力，那么不仅没有副作用，还可以成为一种激励因素。例如做作业，父母给予适当的督促、指导是必要的。虽然这种督促多少会引起孩子的紧张心理，但只要适当，孩子不仅能按时完成作业，还会争取不出差错。但是，如果父母督促过分，要求过高，甚至责骂孩子，引起孩子的反感，那么，孩子就会产生逃避或愤怒的不良情绪反应，致使作业难以完成。

避免孩子心理紧张，应从根本上消除紧张感。例如，当繁重的学业负担导致孩子整天忧心忡忡时，就表明刺激太强了。根本的办法就是减轻孩子的负担。

"根治"的办法虽然好，但是有些事情做起来却很困难，并不是仅凭父母的主观意愿就能解决的。当遇到容易导致紧张的事或人时，可以让孩子暂时躲避引起紧张刺激的环境或事件。例如：做作业遇到难题时，可以让孩子到户外走走，或先做点儿别的事情；家庭成员之间发生矛盾冲突时，可以让孩子暂时到邻居或亲戚家去。这样，可以让孩子暂时摆脱不良情绪，以防止紧张心理的产生。

2. 重视孩子的情感需求

在日常生活中，家长要经常给孩子以鼓励和赞扬，对于孩子提出的正当要求要尽可能地接受并帮助解决，让孩子感受到"父母喜欢我，希望我能进步"。

如果孩子在日常生活中总是有失败的感受，就会变得灰心丧气。因此，家长一方面应注意向孩子提出的要求不应过高，以免超出孩子的能力限度而使他受挫；另一方面，在提要求时要考虑孩子的特点，使他能够在某一方面取得进步，并享受到由此带来的乐趣。

孩子往往很喜欢和别的小朋友一起玩、一起学习，在集体中得到快乐。如果孩子长时间独处，就容易产生抑郁的情绪。家长应该设法为孩子创造与同伴共同学习和娱乐的机会。即使孩子暂时不得不离开集体（如生病住院等），家长也要设法通过捎口信等多种途径，让孩子了解到伙伴对他的思念，从而让他时刻感受到集体的温暖。

孩子学什么、怎么学，玩什么、怎么玩……家长可以不做硬性规定，而是考虑激发孩子自己开动脑筋去想去做，并让他在自我评价中增强责任感。一旦孩子有了进步，家长就应该及时做出肯定的评价和积极的鼓励。

有些孩子犯了错误或经历了几次失败，就精神不振，家长此时若再盲目指责，就更容易让孩子形成抑郁心理。因此，家长要心平气和地对待孩子的过失，让他知道每个人都会犯错误，只要改正了就是好孩子。

当孩子对陌生的活动产生胆怯的心理而不愿意参加时，家长的任务不是催逼他去做，而是有意识地引导他勇敢面对未知的事物。对于孩子害怕的事情，家长要加以解释，以消除孩子的顾虑。

只有孩子产生正向的、积极的情绪，才能有利于免疫力的增强。

家庭环境：好环境有效增强孩子免疫力

孩子在家里安全吗？相信大多数家长都会毫不犹豫地回答："当然安全！"是的，家是孩子温暖的巢。在这个巢里，有父母细心的呵护，孩子的安全系数"当然"高。但是，且慢，你在呵护孩子的同时，是否留心过家里的环境状况？不合格的家居环境已经成为近年来危害儿童健康的超级隐形杀手。

1. 室内生物污染对孩子免疫力的影响

孩子每天 70%～90% 的时间在各种室内环境中度过，因此，室内空气质量的好坏对孩子健康的影响特别大。

如我们熟知的麻疹、腮腺炎和流行性感冒等呼吸道传染病，就是由生物性的病原体引起的。近年来，随着人群中哮喘、呼吸道过敏症、军团菌病、支原体肺炎（非典型肺炎的一种）、加湿器热等疾病的显著增加，发达国家对室内生物性污染物的健康效应也日益重视。

（1）室内生物性污染的种类

研究认为，室内生物性污染危害主要可分为 3 类。

1）生物性过敏原。

2）细菌、病毒等病原微生物。

3）真菌毒素。

对人体危害较大、学界研究较多的是前 2 种。

（2）室内生物污染的传染源

室内传染性病原微生物的污染主要指各种细菌、病毒、衣原体、支原体等对室内空气的污染。这些微生物引发的疾病在人群中有一定的传染性。但是，污染的来源，即传染源在哪里？

传染源一般包括病人、病原携带者和受感染的动物。传染病病人常常是最重要的传染源。因为病人体内存在大量的病原体，且有咳嗽、气喘、腹泻等症状，更有利于其向外扩散；同时，室内环境空间有限，空气的流通不畅，室内空调的不合理配置及使用，均可能使病原体的室内浓度增加，使人群在室内被感染的机率明显大于室外。

（3）室内生物性污染的防控

一般造成孩子在室内患上传染性疾病的因素（传染链）有 3 方面。室内生物性污染的防控也应该从以下这 3 个方面分别着手。

1）有室内的传染源，如前述。

2）有传播途径，即病原体从传染源排出后，进入人体前所必须经过的各种外部环境介入。实际上就是室内的微小气候，即室内气温、相对湿度、室内微气流和热辐射。这些因素直接影响室内污染物（病原体）的浓度和人体的实际接触水平。

3）有对该疾病的易感染群。

短期的室内生物性污染容易造成孩子生病，而长期的室内生物性污染则会给孩子的免疫系统带来沉重的负荷。

因此，作为家长，无论是从自己的健康角度还是孩子的健康角度出发，都要避免室内生物性污染。

> 减少室内生物性污染最为简单有效的方法就是室内的通风换气。
>
> 充分的室内通风换气可以迅速稀释和降低污染物（病原体）的室内浓度，减少病原体飞沫在空气中的停留时间，这就有效地切断了疾病的传播途径，阻断了疾病传染链。
>
> 切断疾病传播途径的另一种有效方法是室内空气的净化消毒。
>
> 可以采用各种消毒措施和方法，如化学消毒剂、紫外线灭菌灯、臭氧消毒器等，使室内空气中的病原体（微生物）降低到不致病的水平。

2. 室内化学污染对孩子免疫力的影响

就化学成分而言，室内污染物主要包括以下几种。

（1）一氧化碳

各种燃料，如煤气、石油气、煤等在燃烧时因供氧不足常产生大量一氧化碳；在通风良好的夏秋季，居室内外一氧化碳含量差别不大，采暖季节室内一氧化碳的浓度明显高于不采暖时。实测表明，烧石油液化气的厨房，点火前一氧化碳含量同相邻居室差不多；做饭时，厨房一氧化碳的含量都开始下降。还有，吸一包烟可放出20毫升一氧化碳，有人吸烟的房间的一氧化碳含量比一般居室高 6～7 倍。此外，公路两旁近处居室的一氧化碳浓度比一般居室高 1 ～ 3 倍，而且与汽车流量成正相关，所以汽车排气也是室内一氧化碳的污染源之一。

（2）二氧化硫

二氧化硫主要来自燃煤炉灶。采暖季节，在有煤气和石油气的房子里，室内二氧化硫含量会比室外环境高 30%，甚至更多。这种气体呈酸性，会强烈刺激呼吸道。

（3）苯丙芘

苯丙芘是一种强致癌物，其来源与一氧化碳、二氧化硫基本相同，还广泛存在于飘尘及各类污垢中。据测定，在一个生炉取暖的居室中，空气中苯丙芘的浓度为 11.4 纳克/立方米，为一般城市空气的 50 倍。厨房烹调油烟不但会产生强烈的刺激作用，而且高温可引起咽喉炎、感冒、过敏性哮喘等各种疾病，除油烟机不但应在烹调时打开来排烟，而且应在燃烧停止后继续排烟 5 分钟。根据测定，只有这样，厨房中的空气质量才能恢复到烹调前的水平。

（4）室内挥发性有机物

室内挥发性有机物主要来源于建筑材料和装修材料、油漆家具、木地板、地毯、纺织品等。

建筑物中的严重污染性易挥发物对人体的影响可分为 5 类。

1）对眼睛、鼻子、咽喉部的刺激，主要包括干燥、刺痛感、声音嘶哑以及呼吸系统的症状，如咳嗽、鼻塞、流涕等。

2）对皮肤的刺激，主要包括干燥、刺痛感、瘙痒感、红斑等。

3）神经系统的症状，主要包括头痛、头晕、乏力、注意力不集中和精神疲劳等。

4）非特异性超敏反应，主要包括哮喘、类哮喘症状、流泪、鼻塞、流涕等。

5）嗅觉和味觉的改变。

（5）空调环境对空气质量的影响

密闭式空调环境中，室内新风量不足，室内污染物不易清除，对人体产生不利影响，会出现烦闷、乏力、嗜睡、不快感、肌肉疼、免疫力降低、感冒发生率高，以及注意力、反应速度、手眼协调能力、记忆力有所降低，其原因主要是由于空气中负离子浓度降低所致。

除此之外，居室内的主要化学污染物还有甲醛和氨等。要想避免这些污染给孩子的免疫力带来危害，就要定期消毒，保持良好的通风。

3. 电磁辐射污染对孩子免疫力的影响

电磁辐射污染又称电子雾污染，高压线、变电站、电台、电视台、雷达站、电磁波发射塔和电子仪器、医疗设备、办公自动化设备，以及微波炉、电视机、手机等电器工作时，会产生各种不同频率的电磁波，这些电磁波无色、无味、无形，可以穿透包括人体在内的许多种物质，对人体造成损害。一个人如果长期暴露在超过国家规定的安全辐射剂量的环境下，体内细胞会被大面积杀伤或杀死，导致免疫力降低，甚至引发严重疾病，具体主要包括以下几个方面。

1）造成儿童白血病。长期处于高电磁辐射的环境中，会使血液、淋巴液和细胞原生质发生改变。

2）诱发癌症并加速人体的癌细胞增殖。电磁辐射污染会影响人体的循环系统、免疫、生殖和代谢功能，严重的会诱发癌症，并会加速人体癌细胞增殖。

3）对视觉系统产生不良影响。眼睛属于人体对电磁辐射的敏感器官，过高的电磁辐射会造成视力下降。

4）导致儿童智力残缺。

5）影响孩子的心血管系统。

如何防止和减少电磁辐射污染呢？

1. 室内电器不要集中摆放。特别是一些易产生电磁波的家用电器，如电视机、电脑、电冰箱等，不宜集中摆放在卧室里。

2. 与电器保持一定距离。如，看电视的距离应该在2.3米以上，微波炉开启之后至少要离开一米远。

3. 购买电器时，一定要选择正规厂家生产的合格产品，以保证该电器的电磁辐射值在国家规定的安全范围之内。

4.噪声污染对儿童免疫力的影响

在日常生活中，噪声污染是个不容忽视的问题，它给孩子的身心健康带来极大的危害。

1）强噪声会引起耳部的不适，如耳鸣、耳痛、听力损伤。

据测定，超过115分贝的噪声还会造成耳聋。

对尚未发育成熟的幼儿来说，各组织器官十分娇嫩和脆弱，不论是体内的胎儿还是刚出世的孩子，噪声均可损伤其听觉器官，使听力减退甚至消失。

据统计，当今世界上有 7000 多万耳聋者，其中相当一部分是由噪声所致。相关研究表明，家庭室内噪声是造成儿童聋哑的主要原因，若长期在 85 分贝以上噪声中生活，耳聋的概率会增加 5%。

2）强噪声会损害心血管。

噪声是引发心血管疾病的危险因子，会加速心脏衰老，增加心肌梗死发病率。实验表明，长期接触噪声可以使体内肾上腺素分泌增加，从而使血压上升。在平均 70 分贝的噪声中长期生活的人，心肌梗死发病率会增加 30% 左右，特别是夜间噪声会使发病率更高。

3）噪声还可以引起神经系统功能紊乱、神经障碍、内分泌紊乱等。

4）干扰休息和睡眠。

休息和睡眠是保障孩子有充足精力的必要条件。但噪声使孩子不得安宁，难以入睡。当孩子辗转不能入睡时，便会心里紧张、呼吸急促、脉搏跳动加剧，大脑兴奋不止，第二天就会感到疲倦或四肢无力。久而久之，孩子可能会得神经衰弱症，主要表现为失眠、耳鸣、疲劳。

5）对视力造成损害。

实验表明，当噪声强度达到 90 分贝时，人的视觉细胞敏感性下降，识别弱光反应时间延长；噪声达到 95 分贝时，有 40% 的人瞳孔放大、视力模糊；而噪声达到 115 分贝时，多数人的眼球对光亮度的适应都有不同程度的减弱。所以长时间处于噪声环境中的人很容易发生眼疲劳、眼痛、眼花和视物流泪等眼损伤现象。同时，噪声还会使色觉、视野发生异常。

怎样预防噪声——尤其是室内噪声对孩子的危害呢？

1. 尽可能避免人为噪声。可首先从自己做起。如，在不影响工作、学习和娱乐的情况下，应严格控制家用电器和其他发声器具的音量和开关时间。尤其是高频音响的使用，音量一定要控制在70分贝以下（以无震耳欲聋的感觉为标准）。

2. 为自己家中创造一种宁静的氛围。如：安装双层玻璃窗，降低外来噪声；安装钢门隔声，减少或降低室内外声音的传送；家居中可适当多用一些吸收噪声的软装饰。

3. 防止家用电器的噪声污染。在购置家用电器时，要选择质量好、噪声小的。发生故障及时维修或更换，避免其比正常电器产生更多更大的噪声。

【健康时间】丙种球蛋白

常有一些焦急的父母，要求医生给身体虚弱容易感冒的小孩注射丙种球蛋白，认为这种方法可以增强孩子的体质，预防感冒。这些父母把丙种球蛋白当作了万金油。

其实，丙种球蛋白只是一种被动免疫药物，在一定条件下能增强抗病能力，而非万能的补养药物。

人在患过传染病以后，体内产生了针对这种疾病病原体的抗体，这种抗体就是免疫球蛋白。免疫球蛋白分为甲、乙、丙三种，其中丙种免疫球蛋白存在于人体的血液中。

丙种球蛋白的主要成分是免疫球蛋白 G，具有抗菌、抗病毒的能力，所以如果孩子经常患病，有些家长就想利用它来增强孩子的体质。但事实上，丙种球蛋白在孩子体内未必能够起到增强免疫力的作用，原因主要包括以下几点。

1）丙种球蛋白注入人体后，由于人体所增强的这部分免疫力是由外界给予的，而非身体主动产生的，一般两个星期以后就会代谢掉，之后体内的丙种球蛋白含量又会恢复到原来的水平。要想长期保持体内所含丙种球蛋白的高水平，就必须每隔两周注射一次。

2）应用丙种球蛋白有一定的适应证，因为该药根据所含抗体量的不同而预防效果各异。普通的丙种球蛋白主要用于预防麻疹、甲肝、流行性腮腺炎等，想利用丙种球蛋白来预防各种疾病是不可能的。

3）如果反复注射丙种球蛋白，因其本身可作为抗原，刺激人体产生一种对抗丙种球蛋白的抗体，即抗抗体，一旦再注射丙种球蛋白，就会被抗抗体中和，不能发挥其抗病作用。

4）人体自身能够合成丙种球蛋白，如经常使用外来药品，就会抑制自身抗体的产生，从而降低机体的抗病能力。

5）由于丙种球蛋白是血液制品，万一在来源上把关不严，反而造成血液污染，使健康人体传染上疾病。况且对人体来说，外来的丙种球蛋白毕竟是"异物"，个别人注射后可能引起过敏反应。

因此，将丙种球蛋白作为强化剂、补药来给孩子使用是没有科学依据的，想通过反复注射该药来长期预防疾病、增强体质也是行不通的。

此外，丙种球蛋白不是"神药"，并不能代替接种疫苗。

采取接种疫苗的方法预防传染病与打丙种球蛋白有本质的区别。接种疫苗可以促使机体主动产生特异性抗体，例如注射麻疹疫苗后，人体就能主动地产生针对麻疹病毒的抗体，且维持时间比较久（例如麻疹疫苗为六年）。

特别需要指出的是，如果在接种疫苗之前注射过丙种球蛋白，需要间隔多长时间才能接种疫苗呢？

因为进入儿童体内的丙种球蛋白的抗体会干扰体内主动免疫的建立，会抑制特异性抗体的产生，也就是说，会影响疫苗的效果。所以，如果在接种疫苗之前注射过丙种球蛋白，需要间隔4～6周才可以接种疫苗，特别是接种活的疫苗（如麻疹疫苗和脊髓灰质炎疫苗）时，尤其应该注意。

第六章

常见病防治：呵护孩子健康成长

孩子在 6 个月龄前，由于能够从母乳中获得免疫因子，生病相对较少；而在 6 个月龄后，往往会出现疾病高发的态势，感冒、肺炎、腹泻等常见疾病接踵而至，使新手妈妈手忙脚乱。本章主要介绍了各种婴幼儿常见疾病的征兆、病因、护理、治疗和预防措施，以期家长们能够尽早识别各种疾病，并采取正确的方法来应对，让孩子尽快恢复健康、快乐成长。

小儿溢奶：知道原因才能有效应对

很多新妈妈们看到孩子吃进去的奶水又吐了出来，一定会手忙脚乱：是孩子的肠胃生病了吗？要不要去看医生？

其实新妈妈们大可不必惊慌，溢奶是婴儿最常见的一种现象。这有生理性原因，也有病理的原因。

1. 生理性溢奶

（1）生理因素

孩子的胃容量小又呈水平胃，食道与胃的贲门括约肌不成熟，所以当腹压上升时，奶水容易往上流出，这是孩子的生理造成的。

应对：妈妈只要注意测量孩子的体重，确保频繁溢奶不会影响到孩子的正常生长发育，就可以进行居家护理，减少孩子的生理性溢奶。

（2）外在因素

孩子发生溢奶现象可能是由于一次吃奶量过多。

应对：妈妈喂奶要遵循少量多餐原则，增加喂食次数，减少每次摄入量。一般来说，乳汁在胃内排空时间为 2～3 小时，所以每隔 3 小时左右喂 1 次奶比较合理。

（3）喂奶姿势的因素

有的妈妈喜欢躺着喂奶，采用这种面对面侧卧哺乳的姿势喂奶，婴儿吐奶的可能性会增大。

应对：妈妈可以抱起孩子喂奶，婴儿吐奶的机会就会减少。因为怀抱的婴儿身体倾斜，胃的下口便相应有了一定的倾斜度，吸入的奶汁由于重力作用可部分流入小肠，使胃部分腾空。

（4）情绪因素

有时候孩子因为饥饿而哭闹，妈妈因为没有及时给孩子喂奶而感到内疚，便赶紧让哭闹的孩子吃奶，殊不知这样孩子的胃里会存有大量空气，容易溢奶或呛到。

应对：妈妈要先哄孩子安静下来再喂奶。同样的道理，在孩子吃奶时也不要逗他笑，饭后也不要马上逗他玩耍，要记得先给孩子排气。

在喂奶过程中，妈妈要经常性地轻拍孩子后背，帮助排出随着吞咽动作吸入胃中的空气，但注意不要打断孩子进食。在喂过孩子奶后，不要立即让孩子躺在床上，而应竖直抱起，让孩子趴在妈妈肩头，用手轻拍孩子背部，继续让他打嗝儿。饭后让孩子保持直立姿势大约半个小时就可以了。

2. 预防病理因素

虽然溢奶对孩子来说是件挺正常的事，但妈妈还是要用心观察孩子溢奶后的状况。如果孩子精神状况仍然良好，进食积极，体重也正常增加，就不用太担心。

但如果孩子发生喷射性呕吐，呕吐不止，或者呕吐后精神不振，情绪不安，妈妈就要考虑送孩子去医院诊断。

此外，还要看看孩子有没有肚子胀，发烧等症状；观察呕吐物中有没有血迹、粪便等；留心孩子的排便是否正常，大便颜色通常是反应疾病的指针。

若上述情况有不正常者，都应及时就医，并记住孩子的症状，这会给医生的诊断提供有利的信息。

尿布疹：对家长耐心和勤快度的考验

要评价一个妈妈带小孩的技巧和耐心，首先可以从孩子的小屁屁观察。"功力越高强"的妈妈，孩子就越不会出现尿布疹。尿布疹破坏了婴儿原本舒畅无比的"例行公事"，令孩子痛苦难言，也使爸爸妈妈看着小红屁股心疼不已。

孩子的皮肤特别娇嫩敏感，很多的刺激物质包括尿液、粪便、尿布上残留的洗涤液，都会对孩子的皮肤产生刺激，进而产生发炎、溃烂而形成尿布疹。所以，家长要保持孩子的小屁股干爽透气，给孩子选择适宜的护肤品，循序渐进地为孩子添加辅食，防止食物过敏。

1.轻微尿布疹的护理

当孩子只出现了轻微的尿布疹时，如肛周、会阴部位发红、有小丘疹，只要家长勤快些，三四天就可使孩子摆脱尿布疹的困扰。

1）要经常给孩子更换尿布，让他保持洁净和干爽，如果需要的话，晚上也可以把孩子叫醒换尿布。每次换尿布时，都要用温水彻底清洗孩子的尿布区域，用棉球或干净的小毛巾轻轻把水吸干，注意不要使用含酒精的湿巾。让孩子的小屁股在空气中晾一会，在皮疹部位涂上一层防护膏或霜（含有矿脂或氧化锌），再垫上新尿布。有医生建议用醋冲洗尿布，可中和粪便的碱性，使尿布的酸碱度更接近孩子的皮肤，家长也可以采用。

2）如果给孩子用的是纸尿裤，要选择全纸的，或棉柔材质、吸汗和透气性佳的款式，然后要比较薄的，有松紧搭扣的，腰围有部分加宽，或是大腿附近的剪裁有增加伸缩功能的；最好是吸水量大，有凡士林保护层的纸尿裤。而最重要的是，为婴儿选购纸尿裤一定要选择正规厂家生产的，符合国家安全质量标准的合格产品，确保孩子使用卫生、安全。

注意：给孩子换尿布或是穿纸尿裤时，家长一定要先把手洗净，以免孩子的尿疹部位再受感染。有些家长喜欢给孩子出疹部位涂爽身粉，这是不正确的，因为粉剂溶于水后容易出现硬块，不但无法保持干燥，还会刺激孩子的皮肤。对于女孩子来说，这种做法更危险，因为爽身粉很容易进入阴道。

2. 因食物而出现的尿布疹

有些孩子会因为开始添加某种辅食或吃一种新食物，而出现尿布疹。因为任何新的食物都会使孩子粪便的成分发生改变，也会增加孩子的排便量。

因此，家长给孩子添加辅食时，每次只添加一种新食品。隔几天之后，再添加另一种，这有助于家长判断是否孩子对食物的过敏反应引发的尿布疹。如果是的话，以后就不要给孩子吃那种食物了。

正在母乳喂养的孩子，他的皮肤甚至还会对妈妈吃的某些东西有所反应。

3. 严重型尿布疹的应对

以下三种情况严重的尿布疹，家长一定要及时带孩子就医。

1）如果孩子的尿布疹部位出现溃疡、水疱、脓包、渗出黄色液体，或者皮疹扩散到其他部位，如手臂、面部或者头皮，就一定要去医院。

2）如果孩子患尿布疹的同时伴有发烧，或用日常护理一周后仍不见奏效，也要考虑就医。

3）6周内的新生儿出现尿布疹，家长一定要及时送孩子就医，防止发生感染，引起新生儿败血症。

总之，预防和治疗尿布疹，是考验家长耐心和勤快的差事，当孩子的红屁股不见了，爸爸妈妈一定会非常欣慰和自豪。

腹泻：一种复杂的儿童常见病

腹泻，也就是我们平时所说的"拉肚子""拉稀"，表现为出现频繁的水样或较稀的大便形态。每个人都会有腹泻的经历，对于抵抗力较弱的孩子来说，拉肚子更是常事了。

腹泻是儿童常见的疾病之一，每年都有 5 亿 5 岁以下的儿童会发生腹泻。但是，儿童腹泻的原因、诊断、治疗都比成年人腹泻要复杂，家长必须多加重视。

1. 腹泻的判断

儿童的消化功能、免疫功能等都不完善，肠道的抵抗力也比较差，因此添加辅食、天气骤冷骤热、情绪变化等都会引起儿童腹泻。

对于还不会讲话的婴幼儿，我们只能根据孩子的体征和医学检查来判断是否出现了腹泻。一般来讲，孩子腹泻的时候，排便次数会增多，粪便形态会改变，因此家长应该仔细观察孩子的粪便。

孩子尤其是新生儿尚未建立排便规律，有时候我们很难分辨孩子是否真的是在腹泻。所以，只有先了解了孩子正常的排便习惯，父母才能在第一时间判断孩子的便便是否正常。

孩子状态	排便次数	便便状态
新生儿	五六次	黑绿或深绿色，无臭，很黏
母乳喂养的孩子	五六次或吃完就拉	黄色或金黄色，膏状，有乳酸味
吃配方奶的孩子	次数比母乳略少	黄色或棕褐色，花生酱一样稠，有点儿难闻
混合喂养的孩子	两三次	浅黄色，且稍干一些，略有臭味
吃辅食的孩子		质地变硬，呈黄色条状物

便便情况	变化原因
忽然很臭	蛋白质食物过多
很黄，呈水状，还有泡泡	碳水化合物喂得过多
很油	脂肪喂得过多
有小块的奶瓣	正常的现象
变成绿色	有炎症

家长带孩子到医院检查时，要告诉医生最近都给孩子喂了什么食物，孩子拉肚子的时候有没有哭闹等。

通常而言，如果孩子的排便习惯一直都算稳定，即使大便次数较多或偶尔出现一次大便稀软都不需要担心。但是，如果孩子的排便习惯突然发生了变化，大便次数比平时多，质地比平时稀薄，甚至出现水样便，大便就像是喷射出来一样，这很可能就是孩子腹泻了。

2. 腹泻程度的判断

腹泻程度的判断一般是以腹泻的次数来区分的。

每天大便 10 次以下的腹泻称为轻型腹泻，10 次以上的称为重型腹泻。

轻型腹泻：多为饮食因素或肠道外感染所致，伴有食欲不振，偶有溢乳或呕吐，无明显的全身症状，无脱水症状，精神尚好，多在几日内痊愈。

重型腹泻：多因肠道感染引起，腹泻频繁，水分多而粪质少，同时可伴有腹胀和呕吐，容易出现脱水症状。

通常孩子腹泻看起来都比较严重，但是只要没有出现脱水症状，就不需要过于担心。

但一旦孩子出现脱水症状，父母一定要多加关注。一般来说，脱水的程度分为轻、中、重三度，具体标准与表现如下。

脱水程度	失水量	患儿表现
轻度脱水	约为体重的 5%（50ml/kg）	精神较差 皮肤干燥且弹性稍低 眼窝、前囟（囟门尚未闭合时）稍凹陷，哭时有泪 口腔黏膜稍干燥， 尿量稍减少
中度脱水	体重的 5%～10%（50～100ml/kg）	精神萎靡 皮肤干燥、弹性差，捏起皮肤皱褶展开缓慢 眼窝和前囟明显凹陷，哭时少泪 口腔黏膜干燥，四肢稍凉 尿液浓缩呈琥珀色或颜色更深
重度脱水	体重的 10%以上（100～120ml/kg）	精神极度萎靡、表情淡漠、昏睡或昏迷 皮肤明显干燥、弹性极差，捏起皮肤皱褶不易展平 眼窝和前囟深陷，眼睑不能闭合，哭时无泪 口腔黏膜极干燥 6～8 小时无尿

轻度和中度脱水的孩子在家经过细致的照料都可以恢复正常，不留下任何后遗症，而重度脱水的孩子则需要适当的治疗，有时可能要进行住院治疗。所以孩子发生腹泻时，家长要密切留意病情的进展，尽量避免脱水的发生。

3. 腹泻的原因

导致孩子腹泻的原因很多，大致包括生理性腹泻、消化不良、细菌性痢疾、轮状病毒（引起秋季腹泻）等。在治疗孩子腹泻时，应注意找出病因，对症下药。

（1）生理性腹泻

这种腹泻常见于 6 个月以下纯母乳喂养的孩子。

症状：出生后不久就开始腹泻，大便次数较多，质地稀薄，呈黄色或黄绿色，但精神很好，没有呕吐，食欲始终很好，且不见瘦。

应对：一般来说，随着年龄的增长、辅食的添加，这种腹泻会自然消失。

（2）消化不良性腹泻

此种腹泻常见于婴儿期的孩子。

病因：多由于喂养不当引起。孩子吃得太多或太少、不适应新的奶粉或辅食、乳糖不耐受、天气太热或腹部受凉等均可导致消化不良而引发腹泻。

症状：常表现为大便稀糊状、蛋花汤样或水样，常有发热、呕吐、食欲不振等症状。

（3）细菌性痢疾

病因：由细菌感染引起（多为沙门氏菌感染）的，多发于夏季。

症状：病情较轻时常无发热或仅有低热，大便次数增加，呈脓血便，腹泻前常有阵发性腹痛，肚子里"咕噜"声增多。病情较重时，可突发高热，面色苍白，四肢发冷，抽搐，甚至昏迷不醒。由于腹泻次数多，患儿体内电解质失调，容易引发脱水。

防范：含沙门氏菌最多的地方是蛋壳，所以妈妈打完蛋后一定要洗手。

（4）秋季腹泻

这是最常见的肠胃炎腹泻。多见于 6 ～ 18 个月的婴幼儿，病程一般为 5 ～ 10 天。

病因：多由轮状病毒引起，每年 10 月份到次年 2 月份是发病高峰期。

症状：起病急，会出现发热症状（38 ～ 40℃），同时有感冒症状；大便呈米汤或蛋花汤状，量多，往往像水一样冲出来，因此患儿很快就会出现眼眶凹陷、口唇干燥等脱水症状。

防范："饭前便后洗手"是预防秋季腹泻发生的重要措施。

4. 孩子腹泻时的照料

腹泻时孩子身体比较虚弱，因此，除了遵照医嘱进行常规治疗外，细心、科学的照料也是妈妈的必修课。

1）孩子腹泻时，最容易出现脱水症状，而治疗小儿腹泻的目的就是要防止体液的过多丢失。所以，家长要给孩子提供足够的液体摄入，他想喝多少就让他喝多少。补充的液体除了清水外，还可以是稀释了一倍的果汁；如果是 2 岁以上的孩子，还可以饮用稀释后的运动饮料、肉汤、含有糖分的淡茶等。

注意，此时不宜服纯果汁（尤其是苹果汁），不宜摄入过多的糖，以免加重腹泻。腹泻超过一天的患儿，需要服用口服补液盐（药店有售），这种补液盐通常比母乳或配方奶更容易被肠胃吸收，能有效防止脱水的发生。

★妈妈也可以自制糖盐溶液（与口服补液盐有相同的效果），具体做法是：糖两茶匙，盐 1/3 茶匙，加入 1 升的凉开水即可。

注意，孩子摄入的液体过热或过冷，都会刺激直肠，导致更严重的腹泻，所以液体的温度应接近体温。

2）腹泻期间孩子肠胃虚弱，妈妈要格外注意此时的饮食。

若孩子尚处于母乳喂养阶段，妈妈要注意避免进食刺激性或不易消化的食物，而且应将母乳稀释、少量多次地喂孩子，以增加液体的摄入。

若孩子吃配方奶粉，在腹泻期间可以稍加稀释后食用，但要注意在 2 次喂养期间添加口服补液盐。

若孩子已经开始吃一些辅食，那么在他腹泻期间可以继续食用这些食物，但要注意食物应少量且软烂。

注意，腹泻期间尽量让孩子少食用纤维含量过多的食物，如燕麦片、生果蔬菜等，以免加重腹泻。腹泻停止后，还应继续让孩子进食少量且较软的食物，如土豆泥、稀饭等含淀粉多的食物，以利于消化，而应避免食用牛奶和奶制品。

此外，由轮状病毒引起的腹泻要禁食 4 ～ 6 小时，使症状缓解，其他类型腹泻则不需要。

3）父母在孩子生病时要留心观察病情的进展，不确定孩子腹泻的原因时，可以收集少许孩子的大便带去医院检查，要注意只有刚排出半小时内的大便才有效果。

未去看医生前不要随意服用止泻药、止吐药、抗生素等药物，一旦腹泻伴随有呕吐现象一定要尽早就医。如果孩子感到很不舒服，尽可能多抱抱他、安抚他，并让孩子的小屁股保持干燥。

孩子每次排便后，用温水清洗小屁股，再用棉布擦干；若皮肤发红了，应将它暴露在空气中干燥片刻，然后涂抹一些尿布疹膏。

呕吐：其他疾病引发的一种症状

呕吐是指大部分胃内容物被强而有力地从口腔中排出，多数情况下呕吐时还会伴有腹痛症状。

1. 注意引发的病因

呕吐只是一种症状，往往是由于其他疾病引起胃部肌肉收缩而导致。

引起孩子呕吐的原因大多属于胃肠疾病，但咽喉炎、咳嗽、中耳炎、脑神经问题（如颅内出血）、代谢性疾病、食物中毒或吸入异物等也有可能引起呕吐。

孩子6个月大的时候就开始长牙了，长牙的孩子喜欢将手或抓得到的东西放进嘴巴里，但与此同时，母亲给予孩子的抗体却在逐渐减少，这时病菌就很容易进入孩子体内导致各种肠胃疾病，引起孩子呕吐，这种情况下常伴有发热。

有些孩子的呕吐只是因为喂养方式不当，如喂食过多、吃得过急或在哭闹时喂奶等，孩子咽下的空气过多而引起呕吐，只要改变喂养方式即可缓解。

但孩子若发生持续性的呕吐，可引起脱水、体内电解质失调、代谢性中毒及营养障碍等严重后果，这时，适时补充电解质、水分，应当注意孩子有无出现脱水症状，并及时把孩子送往医院进行诊治。

2. 呕吐与溢奶的区别

呕吐与溢奶有些相似，初为父母的年轻人往往把孩子溢奶误认为是呕吐，因此，对溢奶和呕吐的区分就显得十分重要了。

孩子的食道括约肌控制不好，再加上有些妈妈的喂奶方式不当，或者孩子的肚子受到压迫（例如换尿布、喂奶后抱的姿势不正确等），使得孩子吞入大量的空气，食物从胃逆流而上。这时，我们就常看到一些液体从孩子的嘴角轻微地不自主地流出来，而且孩子还打嗝，这就是"溢奶"。

而呕吐则要剧烈得多，胃中的食物大量地喷出，孩子常常痛苦不已，细心的妈妈很容易区分开。

3. 各种呕吐现象的不同

（1）反射性呕吐

常见于肺、肝腹部脏器的器质性病变以及败血症。如果孩子的呕出物中混有黄绿色的液体，先感恶心，继而频发呕吐，就要考虑是否是反射性呕吐了。

（2）梗阻性呕吐

如果孩子呕吐伴随排果酱样血便，这很有可能是发生了肠套叠的肠阻塞，此时，孩子会出现阵发性哭闹不安，并有呕吐、腹痛、腹胀、腹部包块等症状。肠套叠多发于6个月到1岁半的幼儿，会导致肠坏死、败血症，所以家长要格外注意。

（3）喷射性呕吐

吞咽大量空气、幽门梗阻、胃扭转以及中枢神经系统疾病（如脑炎、脑膜炎、脑脓肿、脑出血等）常常引起喷射性呕吐。它表现为胃中的食物急剧地从口中喷出，有时一起从鼻孔出来，呕吐后，孩子依然大声哭闹或昏睡、不想进食。

（4）胃源性呕吐

如果孩子吃了不干净的食物，就会引发胃肠道感染、消化不良、胃肠痉挛等；若是食物中毒引起的呕吐，还可能会对孩子的生命造成威胁。所以，怀疑孩子吃了不干净的食物后，必须立即诊治。

（5）受伤性呕吐

如果孩子头部或者腹部近期受过创伤，呕吐物中有血迹，呕吐后 6 小时以上无尿或哭时无泪，持续呕吐超过 12 小时，或者孩子长时间处于昏睡状态且很难被唤醒时，这时孩子可能患了较严重的疾病或因呕吐引发了脱水等情况，父母应当带孩子及时就医。

4. 孩子呕吐时的护理

与发热一样，呕吐也是其他疾病的外在表现，如果服用止呕药会掩盖症状，在没有看医生之前不要滥用药物。

当孩子出现轻微呕吐时，应在 6 ～ 8 小时内禁食固体食物，最好让他食用易消化的流质食物并注意少吃多餐。呕吐后补充液体是很必要的，且孩子可能会感到口渴，但要注意不要一次让孩子摄入过多，以免引发再次呕吐。呕吐较重时，呕吐物可能会从鼻腔喷出，父母需立即清除鼻腔异物，以保持呼吸道畅通并让孩子侧卧以防呕吐物呛入气管。呕吐之后，口腔中会残留一些胃酸、食物残渣等，口中酸臭，会使孩子更加不舒服，对较小的孩子，父母可以用湿纱布沾凉开水给他清洁口腔；而对较大的孩子，可以让他用温开水漱口，以保持口腔的清洁。

另外，在给孩子喂药时，应注意药液不要太热，服药速度不要过快，最好采用少量多次的服法。当症状改善后，可以适当给予电解质液如淡盐水（最好是生理盐水）或运动饮料；在无明显的恶心、呕吐症状后，可再适当给予清淡的食物，但应避免奶制品、油腻饮食 2 ～ 3 天。

水痘：危害性虽小，传染性却强

2～10岁的孩子常常容易受到水痘的侵扰，水痘是一种由水痘疱疹病毒引起的传染性疾病，往往发病很急。对健康的孩子来说，水痘除了会让人很烦恼外，通常并没有什么危险，只会在极为罕见的情况下出现一些严重的并发症。

1. 水痘的传染性

水痘好发于冬春两季，孩子被感染后，通常经过7～20天的潜伏期就会开始发病，但在潜伏期间就已经有将病毒传染给他人的危险性了。水痘在出之前的1～2天传染性最强，直到所有的水痘结痂并且没有新水痘出现的24小时后，其传染性才会消失。

水痘疱疹病毒在体内分布很广，会出现在患病孩子的血液和口腔分泌物中，甚至连患病孩子呼吸的时候，也会将病毒释放到空气中传染别人。这就是为什么水痘常常在幼儿园和小学中流行的原因。因此，家里若有孩子患上了水痘，应隔离在家，避免接触健康儿童或出现在公共场合。

特别应当注意的是，水痘不但会传染给小孩子，还会传染给孕妇，并进而感染她腹中的孩子，因此怀孕的妈妈应特别注意避免接触患水痘的人。

2. 水痘的症状

孩子感染水痘通常症状较轻，除了水痘疱疹外，有些孩子还会伴有发热、头疼、厌食等症状。在发病初期，孩子的皮肤上会出现米粒至豆子大小的鲜红色斑疹或斑丘疹，随后会形成黄豆大小的清亮水疱，最后变成混浊的水疱，这些水疱极易破裂而溃烂。3～5天后，水疱会逐渐变干、萎缩，然后结痂，再经2～3周脱落，一般不留瘢痕。

水痘通常最先出现在面部，然后蔓延至躯干和四肢，口腔、咽部、眼结膜、外阴、肛门等处有时也会出现水痘疹，而手掌和脚掌一般较少出现。水痘疹会使孩子非常痒，这很容易让孩子去抓挠而造成感染。有时孩子在出水痘前会有类似感冒的症状，发热温度一般在发病后的3～4天达到高峰，而此时出水痘也达到高峰。在没有新水痘出现后，疾病往往就开始好转，孩子的体温也开始下降。

3. 水痘的护理

在孩子患水痘期间，家长要注意帮助孩子减轻痒感，避免孩子将水疱抓破而留下瘢痕。参考以下方法可能会让孩子感到舒适一些。

1）用冷水给孩子擦洗皮肤，在保持皮肤卫生的同时帮助降温和减轻瘙痒。每次洗浴后用浴巾吸干孩子身上的水分，局部涂抹炉甘石洗剂。在2次洗澡期间留出足够的时间，让水痘能够干燥结痂。

2）如果孩子还在使用尿布，要注意频繁更换，并让孩子的小屁屁在空气中晾晒以使尿布覆盖区域的水痘顺利痊愈。

3）剪短孩子的指甲，并尽量不让孩子抓挠水疱，以免水疱被抓破导致细菌感染或留疤。在孩子睡觉时，给他戴上小手套，以免他无意识地抓挠。

4）若水疱溃破发生感染，可以在溃破处涂抹少量四环素软膏或者红霉素软膏药。

5）让孩子多摄入凉白开、绿豆汤等清凉液体。若水痘出现在口腔里，孩子进食会非常困难，家长要给孩子提供清淡的流食，避免高盐、辛辣、酸涩食物刺激口腔。

6）若孩子发热较高，可在医生指导下服用退烧药。

7）给孩子穿棉质松软的内衣，并经常更换。孩子的用具、衣物、被褥等可通过紫外线、通风、暴晒和煮沸等措施进行消毒。

由于孩子患水痘的症状并不严重，感染后并发症也比较少见，且患过一次后便可终身免疫，所以水痘疫苗并不是非打不可。若确实需要接种水痘疫苗，需在1岁以后接种；如果孩子低于5岁，只要注射一次便可以得到终身免疫。

注意：水痘的危害性小，对于有经验的家长来说一般不需带孩子去医院治疗。但是如果孩子的症状比预期的严重，如：出痘后几天还在发热，皮疹扩散到眼睛、生殖器等重要部位，水痘周围的皮肤变得肿胀、疼痛或非常红，水疱中出现血液，孩子很难受或很虚弱，这时就要带孩子去看医生了。

发热：常见症状重在护理

发热是指体温超过正常范围高限，是儿童十分常见的一种症状。

1. 判断孩子是否发热的方法

要想判断孩子是否发热，首先需要懂得如何正确测量孩子的体温。一般来讲，测量体温的方法有 3 种。

（1）腋下测量

★操作方法：将体温计的度数归零，擦干腋下。将体温计轻轻放入孩子的腋下，使体温计的水银头端位于腋窝的中心部位，让孩子夹紧腋窝，5 ～ 10 分钟后取出。

腋下测量的适用范围比较广，只要孩子的配合度高，不哭闹，不乱动，都可以采用这种测量方式。

腋下测量时，体温在 36 ～ 37℃之间都是正常的。

（2）口腔测量

★操作方法：将体温计的水银头端轻轻放入孩子的舌头下面，让孩子紧闭口唇，牙齿不要咬紧，3 分钟后取出。

这种方法需要孩子配合，适合较大年龄的孩子。

正常的口腔温度应该为 36.2 ～ 37.2℃。

目前有一种奶嘴型的口腔体温计，是比较适合 1 岁以内的婴儿使用的。

（3）肛门测温

肛门内测量的温度最接近于人体内部的温度。

★ 操作方法：让孩子屈膝侧卧或俯卧。用酒精棉球擦拭肛表水银端，再抹上少许的食用油或者凡士林加以润滑。然后将体温计的水银头端轻轻插在孩子肛门内 3 ～ 4 厘米。3 分钟后取出，用软纸将温度计擦干净读出刻度。

这种方法比较适合由于发热身体虚弱无力的孩子。因为这样的孩子采用腋下测量和口腔测量时，可能难以让体温计在腋下或口腔内稳定不动，只有采用肛门测量才能准确测出体温。

正常情况下，肛门体温应该为 36.5 ～ 37.5℃。

婴幼儿体温受高温环境、运动、过分保暖、哭闹、喂奶等因素的影响，可出现暂时性升高，但是一般不超过正常范围 1℃。

2. 儿童发热的降温方法

儿童发热 24 小时内容易出现热惊厥，因此要把体温控制在 38℃或 37.5℃以下，24 小时以后一般就不容易抽搐了。

孩子发热时，最好选择物理降温的方式，因为孩子的体温中枢发育不完善，物理降温效果更好一些。

1）一岁半以内的婴幼儿，前囟门还未完全闭合，家长可以在孩子睡着后，用手心捂住孩子的前囟门，一直捂到孩子的头微微出汗。这时，家长再把孩子叫醒，多给喂一些温开水或红糖水，孩子很快就能恢复如初。

2）一岁半以上的孩子，可以通过温水擦拭的方法来降温。

将门窗关好，通过空调将室内温度调节到28℃左右。

准备一盆32～34℃的温水，将毛巾沾湿后拧到半干。

先擦拭孩子的额头。然后脱去孩子一侧上衣，从上至下擦拭孩子的手臂和手心。擦好以后，将这一侧的衣服穿好。脱去另一侧上衣，用同样的方法擦拭。然后再擦腿部和脚心。

擦拭的时候可以一边擦拭一边按摩，以促进血管扩张，帮助散热。

擦拭的时间总共在20分钟左右比较好。

★注意：不要擦前胸、腹部和后颈，这些部位对冷热刺激比较敏感，容易引起心跳减慢、腹泻等不良反应。

3）若孩子在发热的同时，有手脚冰凉、发冷、打哆嗦等症状，则不能采用物理降温的方式。因为这些症状表明，孩子的身体内部正在通过升温来消灭病菌。这个时候家长要帮孩子搓一搓手脚，或者用热水袋捂一捂手脚。

4）如果孩子的体温超过了38.5度，可以先吃一些退烧药，如对乙酰氨基酚滴剂，就是比较适合孩子吃的退烧药。具体用量，根据孩子的年龄和体重，参考说明书服用。

服用退烧药后，需要先观察30～40分钟。因为孩子服用退烧药后，一般要在30分钟后才会出汗。汗出来了，体温才会降下来。

★注意：24 小时之内，用药不要超过 4 次。

3.儿童发热的饮食宜忌

当孩子发热的时候，在饮食上也要多加注意。

1）孩子发热时，因为体温升高，消化酶分泌减少，活性减低，所以肠胃消化功能相对减弱。因此可以少食多餐，减轻胃肠道负担，不要一次进食大量食物，这样不利于疾病的恢复。

2）尽量吃一些容易消化的、清淡的食物，如牛奶、米汤、稀饭、软面条、藕粉等。还要适当吃一些瘦肉、鸡蛋，补充蛋白质，帮助身体增强免疫力，更好地对抗疾病，另外还要吃一些蔬菜和水果。不要吃油腻的食物，比如肥肉或者油炸食品。

3）要多喝水，通过排尿帮助身体散热。

4.孩子短期发热的原因

短期发热的常见病因是感染性疾病和非感染性疾病（感染性疾病不一定都发热）。

1）感染性疾病包括两种：一是细菌感染，如上呼吸道感染、肺炎、脑膜炎等；二是病毒感染，如流感、病毒性肺炎、水痘、风疹、幼儿急疹等。

2）非感染性疾病包括白血病、霍奇金淋巴瘤、风湿病。

如果发热超过 12 小时，血常规应有明确的改变，可按孩子血象的特点分析是病毒感染、细菌感染还是出疹性传染病，以针对病因选择药物。

儿童专用药有牛磺酸颗粒，具有解热、镇静、抗炎、抗风湿、抗惊厥等作用，可提高非特异性免疫，常用于发病初期。还有安奇颗粒，是用于上下呼吸道感染的广谱青霉素类抗生素，其副作用小，相对安全。

小儿出现发热时，一定要注意多观察患儿的状态。

和体温40℃但仍然顽皮的孩子相比，体温38℃但神情呆滞的孩子更需要家长多加关注。因为机体抵抗力低的孩子，纵使患了严重的疾病，很可能也不会发热。

感冒：重在舒适的照顾

感冒是一种常见的上呼吸道感染性疾病，无论是成人还是孩子都很常见，多数孩子一年会患 5 ～ 8 次感冒。

1. 感冒不全是坏事儿

反复感冒并不完全是一件坏事，虽然它会给孩子带来一些麻烦，但它也可以测试和建立孩子的免疫功能，在不断刺激下免疫功能会逐渐完善，所以对于感冒这样的小病家长不要过于担心。在每次感冒期间，家长要做的是让孩子感觉更加舒适，逐渐学会更好地照顾感冒的孩子。

普通感冒是上呼吸道的病毒感染，能够导致普通感冒的病毒多达 200 种以上，而孩子每次感冒只能对一种病毒产生免疫。

2. 感冒的症状

感冒病毒主要经由飞沫传播，可能出现的症状有：打喷嚏、流鼻涕或鼻腔堵塞、咳嗽或咳痰、咽痛、肌肉酸痛、发热、呕吐、腹泻或食欲减退等。

感冒并非严重的疾病，但它可以降低机体的抵抗力，所以像支气管炎、中耳炎、哮喘、肺炎甚至病毒性心肌炎都有可能发生。

普通感冒常在开始的 3 天最为难过，此后各种症状会有不同程度的减轻（咳嗽往往是最晚消失的症状，可能要持续几周），一般 7 天左右会痊愈。

伴有其他并发症时，感冒症状会拖延，所以当感冒过久不愈时，就要考虑后遗症或是并发症，及早进行处理。虽然感冒易治愈，但是由于儿童腑脏未充，容易反复发作，加之不知节制饮食，也易引起病情反复。

3. 儿童感冒的饮食

感冒除了用药物治疗外，饮食调理也是不可缺少的。

儿童患感冒后，需要注意多吃一些清淡、易消化、水分多的食物，例如绿豆汤、米汤等。如果能够坚持每天摄入液体总量在 2500 ～ 3000 毫升，则可促进退热、发汗及排出病毒毒素等。

如果孩子比较容易感冒，还可以经常吃一些富含锌的食物，如牛奶、猪肉、鱼、奶酪、大豆、水果等。尤其是西红柿，含有大量的胡萝卜素，被人体吸收后能转化成维生素 A，具有强化黏膜的功效，能增强黏膜的抵抗力，对防止感冒大有好处。

4. 感冒孩子的饮食禁忌

不要吃过咸的食物，如咸菜、咸鱼等，以防病变部位黏膜收缩，加重鼻塞、咽喉不适等症，同时还容易促使痰液产生，刺激局部，导致咳嗽加剧。尤其是风寒型流行性感冒，更要禁忌咸寒食物。

此外，甜腻食物味甘助湿，油腻食物不宜消化，感冒的孩子最好都不要吃。

一些烧烤煎炸类食物，因气味刺激呼吸道及消化道，会导致黏膜收缩，使病情加重，孩子感冒期间最好也不要吃。

咳嗽：机体的一种保护性反应

咳嗽是儿科常见的病症，可见于多种儿童疾病中。婴幼儿不知冷热，机体防卫能力差，易受外邪侵袭，常因呼吸道感染而咳嗽；病后失调、肺气虚弱等，也易外感而引起咳嗽。

孩子由于免疫系统尚未发育成熟，又缺乏耐寒锻炼，因此患病后常会出现咳嗽的症状。也就是说，咳嗽是一种症状，而不是一种疾病，它往往提示机体存在疾病。咳嗽是机体的一种保护性反应，由气道或肺的高度兴奋引起，主要是为了清除呼吸道中的黏液、脓或者异物。不同的咳嗽形态源于不同的病因，需要详细鉴别诊断。

> 按症状分，咳嗽主要有以下 2 类。
>
> 1. 有痰的咳嗽，多由咽部、气管或肺部的病毒感染引起，假膜性喉炎、支气管炎也会导致咳嗽，患有哮喘的儿童有时也以咳嗽为主要症状。
>
> 2. 无痰的咳嗽，多由化学、机械等刺激呼吸道引起，如吸入二手烟、被污染的空气等刺激物，或将食物、其他异物等吸入气管内，这时的咳嗽可以帮助异物排出。

1.常见的咳嗽类型

按起病原因来说，咳嗽常分为以下几种类型：

（1）百日咳

百日咳是由百日咳杆菌引起的一种小儿常见的急性呼吸道传染病，初起时有发热、流涕、咳嗽、咽黏膜充血等症状，2～3日后症状减轻，但咳嗽却日益加重，尤以夜间更重，这时传染性最强。咳嗽先是单声干咳，后转为一阵阵的咳嗽，能一连咳嗽十几声至几十声，咳得喘不过气来，流泪、流涕，面孔涨红、口唇发紫、青筋怒涨，甚至出现呕吐，咳完吸气出现鸡鸣样回声。经过5～6个星期，病情慢慢减轻，大约3个月以后才能逐渐好转，所以称为百日咳。体弱儿童还可以引发支气管炎、肺炎、肺气肿等并发症，严重影响孩子身体健康。预防百日咳最有效的办法就是注射百白破三联菌疫苗。

（2）喘咳

孩子咳嗽并伴随喘息声音时，表明他的下呼吸道出现了炎症，这可能是由于外物或呼吸道黏液的堵塞造成的。若孩子持续咳嗽并常常伴有喘鸣或气喘，咳嗽时间长达10天以上，夜间、运动后或接触到花粉、冷空气、动物皮屑、粉尘或是烟雾等的时候咳嗽加重，很可能是患了哮喘。轻微的哮喘病例只会出现慢性咳嗽的症状，应去医院仔细检查以便确诊。有家族过敏史、哮喘病史的孩子，患病的可能性较大。

（3）咳嗽伴随发热

如果孩子出现咳嗽、轻度发热（通常不高于38.6℃）并且流鼻涕的话，很可能是由普通感冒引起的。但如果咳嗽伴随高热，孩子就很可能出现肺炎、细支气管炎等，加之孩子的呼吸很急促的话，就要立刻找医生进行就诊了。在就诊前不要随意给孩子用药，以免掩盖病情，还要注意将孩子的各种症状以及患病史详细告诉医生。

（4）过敏性咳嗽

过敏性咳嗽有三个特点，即"咳三阵"：晚上睡觉前咳一阵，半夜醒来咳一阵，早上醒来咳一阵。轻者咳三五声，重者咳得像开机关枪，咳得面红耳赤、眼泪鼻涕一起流。其病程在 3 个星期以上，甚至延续一两个月，有的孩子能连着咳嗽 3 个月，很像百日咳的症状。但是，一般孩子在注射了百日咳疫苗后，就不会再发此病了。能引起过敏性咳嗽的过敏原很多，如花粉、冷空气、冷饮、动物皮屑、粉尘或烟雾等。另外，父母有过敏体质者，孩子过敏的概率会更高。

（5）生理性咳嗽

有些孩子在清晨起床后会有几声轻轻的咳嗽，这是生理现象，只是为了清理晚上积存在呼吸道的黏液，父母不必担心。

既然咳嗽是为了排除呼吸道中的"垃圾"，那么一见孩子咳嗽就给他服用止咳药，显然会导致这些"垃圾"越积越多，加重感染，甚至阻塞气道。想要让孩子停止咳嗽，最重要的是寻找诱发咳嗽的原因，并选择最好的治疗方式。通常，咳嗽症状会随着这些疾病的痊愈而消失，不需要我们专门去抑制。

但有时咳嗽较严重，或引发一些其他的问题时，就需要引起我们注意，及时就医。如：孩子由于咳嗽引起窒息、昏迷或嘴唇青紫，咳出的黏液带血，出现 3 次以上咳嗽导致的呕吐，咳嗽发作影响到睡眠，咳嗽声与海豹咆哮声相似，喘息或呼吸频率加快，发热持续 72 小时以上，或者咳嗽持续 1 周以上等。

2. 咳嗽的家庭护理

适当的家庭护理能够降低气道的反应速度，使孩子感觉舒服一些，促使疾病好转。

（1）多喝水

治疗咳嗽的第一步是祛痰化痰，黏稠的痰卡在气管很难咳出来，只有大量喝水，使身体的组织液增加，痰液才会被稀释而容易咳出，所以治疗咳嗽最好的药物就是白开水。

（2）拍背

咳嗽时气管的反射排痰，家长可以用拍背排痰法来减轻咳嗽症状。拍背的方法是手掌合拢，弯曲成杯状，抱起孩子，用空掌自下而上轻轻拍其背部。如果一拍到某一部位（多数是肩胛下）时，孩子就咳嗽，说明痰液就积在此处，应重点拍。在拍背前先用煮开水的蒸汽吸入来松动痰液，这样会更好。

（3）熏蒸

蒸汽也能够减轻咽喉部的高度兴奋。大一些的孩子可以淋浴，如果孩子年纪太小不能单独洗澡，可以在相对密闭的浴室里放些热水，当蒸汽充满整个房间后抱着孩子在里面待 10～15 分钟。这样也可以使痰液松动，缓解干咳。

（4）抬高头部

夜间稍微抬高孩子头部，可以促进痰液排出，减少腹部对肺部的压力。不要直接把枕头和抱枕放在脑袋下面，最好放置在床垫下。如果咳嗽严重影响到睡眠，大于 1 岁的孩子可应用含有右美沙芬成分的镇咳药。

（5）少吃多餐

如果孩子在咳嗽的同时伴有严重的呕吐，应该减少每次进食的总量，做到少吃多餐。在剧烈咳嗽时，孩子饱食后容易发生呕吐。此外，喂食后不要马上让孩子躺下睡觉，以免咳嗽引起吐奶和误吸。

（6）避免受冷

在冬天要注意避免冷空气刺激呼吸道。当孩子出现咳嗽时，应该给他围上围巾或用丝巾包住鼻子和嘴，使吸入的空气变暖，以防止咳嗽加剧。

（7）调节室内的温度和湿度

室温过高或过低，易削弱孩子的抗病力，影响咳嗽的恢复，所以，最好使室内外温差不超过 5℃。一定的湿度有利于呼吸道黏膜活动，把气管内壁的尘埃排出，因此，最好在孩子的房间放盆水或使用加湿器。

（8）避免烟雾刺激

父母不要在孩子的房间内吸烟，或让孩子暴露在二手烟环境下；并且避免化学烟雾和污染空气的刺激，这种刺激会造成肺部损害和咳嗽加剧。

（9）合理饮食

俗话说："鱼生火，肉生痰，青菜萝卜保平安。"在孩子咳嗽时，饮食要注意清淡爽口，新鲜蔬菜、黄豆制品及少量瘦肉等富含蛋白质的食物都是可取的。

遗尿：发病率较高的小儿常见病

婴幼儿由于大脑皮质及皮质下中枢发育不健全，对膀胱的控制功能不成熟，所以会出现尿床现象，这是正常的生理现象。随着年龄的增长，孩子的大脑发育日臻完善，尿床现象也随之消失。

但是，如果孩子已经 5 岁，每月还会有 2 次以上的遗尿情况；或者孩子已经超过 5 岁，每月有一次遗尿的情侣，并且没有其他各种器官病变，那么基本可以判断属于功能性遗尿症。

患有功能性遗尿症的孩子，尿床常发生在夜间，相对有固定的时间，前半夜尿床较多，有时一夜可遗尿两三次，严重的午睡时也会发生遗尿。

遗尿症是小儿常见病之一，发病率比较高。

1. 遗尿的原因

儿童遗尿发生的原因，一般有以下几点。

1）部分患儿排尿控制功能不成熟，表现为睡眠过深，不易叫醒，可能是大脑皮质及皮质下中枢功能失调引起的。

2）排尿的正常习惯没有养成，部分患儿是由于婴幼儿时期排尿训练方法不恰当引起遗尿，如长期用尿不湿，尿布过厚对阴部刺激等也会引起遗尿。

3）劳累或学习过于紧张，或个别父母打骂斥责，使患儿精神紧张，也可造成遗尿。

4）遗传因素对该病的发作也有一定的影响。相关调查显示，父母一方年轻时有遗尿症历史者，所生下的子女 50% 以上有遗尿现象；父母双方年轻时有遗尿历史者，所生下的子女 80% 左右可能有遗尿现象。

5）某些疾病也会引起遗尿，如蛲虫病、尿路感染、龟头炎、隐性脊柱裂、癫痫等。

2. 如何治疗遗尿

中医治疗小儿遗尿症的办法有很多，如吃中药、针灸、按摩、电针疗法等，这些方法疗效好且没有副作用。中医治疗以辨证论治为主，如肾气亏虚，下焦寒，膀胱不能约束而遗尿，治疗宜采用温补肾阳、固涩小便为主，常用的方剂有右归丸、桑螵蛸散、巩堤丸等；如脾肺气虚、上虚不能制下、膀胱约束无力而遗尿，治法宜用补益脾肺、固涩小便为主，常用方剂有补中益气汤、缩泉丸等；如肝经湿热，热邪迫于膀胱而遗尿，治法宜以清泄肝经湿热为主，常用方剂有龙胆泻肝汤等。以上方剂的使用均需咨询相关医师。

西医治疗遗尿症主要使用中枢神经兴奋剂，这种药副作用较大，会影响睡眠，对胃有刺激，可引起白细胞下降而损伤免疫力，往往家长不愿意接受。

3.改善遗尿的食疗方法

小儿遗尿宜多吃些温补固涩食物，如糯米、虾、狗肉、羊肉、鸡内金、鱼鳔、山药、莲子、韭菜、黑芝麻、桂圆、乌梅等。肝胆火旺者也可以吃些清补食物，如粳米、薏米、山药、莲子、豆腐、银耳、绿豆、赤豆、鸭肉等。

儿童出现遗尿症，应忌过量食用牛奶、巧克力、柑橘类水果等，因为这些食物在孩子体内会产生变态反应，使膀胱膨胀，容量减小，并能促使平滑肌变得粗糙，产生痉挛。这一变态反应也会导致孩子睡得过深，在有尿时不能醒来，导致尿床。另外，辛辣、刺激性食物也不要吃太多，以免引起孩子大脑皮质的功能失调，导致遗尿。除此之外，多盐、多糖和生冷饮食以及多喝水，都容易导致遗尿。如果不是肝胆火旺者，多吃薏苡仁、赤小豆、鲤鱼、西瓜，也会发生遗尿，因为这些食物都有利水的作用，会加重孩子遗尿情况。

4.改善儿童遗尿的食谱

（1）韭菜炒鲜虾

用料：鲜韭菜250克，鲜虾250克，食用植物油、葱花、黄酒、姜末、精盐各少许。

做法：将韭菜洗净，切成小段。鲜虾洗净，择去壳、须，剥出虾仁。锅上火，加入食用植物油烧热，放入葱花爆锅，倒入韭菜段、虾仁，放入黄酒、姜末、精盐炒熟，出锅即可。

特点：清香、鲜美，不咸不腻。

功效：壮阳止泄，益肾补虚，适用于下元虚寒型小儿遗尿。

（2）银杏羊肾粥

用料：羊肾1个，葱白3克，羊肉50克，银杏仁10克，粳米50克。

做法：将羊肾去除臊腺脂膜，洗净，切成小丁。葱白洗净，切成细末。羊肉洗净，切碎。银杏仁洗净，去皮。粳米淘洗干净。将砂锅置于火上，加入适量水，烧开，放入粳米后再次烧开，下入羊肾、羊肉、银杏仁，烧开，再放入葱末，改用小火煮至米烂、肉熟成粥，出锅即可。

特点：米烂、肉香、味鲜。

功效：羊肉有益气补虚、温中下气、补肾壮阳、生肌健力等功效。羊肾可补肾壮阳、治疗尿频遗尿。银杏味甘、性平，可外散风寒，内清痰热。此粥具有补肾益气、温中壮阳的功效，适用于小儿下元虚寒遗尿、脾肺气虚遗尿等症。

（3）海蜇皮拌芹菜

用料：水发海蜇皮75克，鲜芹菜200克，精盐、米醋、味精各少许。

做法：将水发海蜇皮洗净，切成细丝。芹菜择洗干净，去老梗，去叶，抽去粗筋，洗净切成小段，倒入沸水锅中烫1分钟。将海蜇皮丝、芹菜段放入同一盘中，混拌均匀，再放入米醋、精盐、味精拌匀即可食用。

特点：清香、鲜美、爽口。

功效：海蜇皮营养丰富，味咸性平，具有清热解毒的作用。《本草纲目》载其"清肝肾血瘀热毒"。芹菜的药用价值在于平肝、清热、祛风、健脾。此菜具有清热利水、痛经化痰之功效，适用于小儿肝经郁热遗尿。

手足口病：由肠道病毒引起

近年来，手足口病逐渐走进我们的视野。它是一种病毒感染性疾病，多发生于5岁以下的孩子，在这个年龄段得此病的孩子其传染性非常强。手足口病发病较快，通常在感染病毒后的2天之内就会出现典型症状——发热、口疮以及手脚面上起水泡。虽然手足口病的主要表现在皮肤和口腔上，但有时其病毒会侵犯心、脑、肾等重要器官，需要引起家长们的注意。

手足口病是由肠道病毒引起的传染病，手足口病患者就是主要的传染源。与手足口病患者接触或接触患者用过的物品如毛巾、手绢、牙杯、玩具、餐具、奶具以及床上用品，吃有病毒之苍蝇叮爬过的食物等都是感染手足口病的危险因素。由于该病毒可通过飞沫传播，在该病流行期间，幼儿园等有大量孩子聚集的地方容易发生集体感染。此外，医院门诊的交叉感染和口腔器械消毒不严格，也可造成传播。手足口病传染性强，传播途径复杂，传播速度快，在短时间内即可造成大流行。

1. 判断严重程度

（1）轻症

一般来讲，轻症的表现主要是发热、口痛、厌食、口腔黏膜出现零星的疱疹或溃疡，其中大部分位于舌头、颊黏膜及硬腭等处，少部分也会波及软腭、牙龈、扁桃体和咽部。

另外，手部、足部、臀部、臂部、腿部会出现斑丘疹，逐渐转变为疱疹，疱疹周围会出现发炎性质的红晕，疱疹中的液体比较少。其中，手部与脚部的疱疹一般相对较多。

这些疱疹，少则几个，多则几十个。消退后一般不会留下痕迹，皮肤表面也不会有明显的色素沉着。

还有少数孩子的手足口病，仅表现为皮疹或疱疹性咽峡炎。这样的孩子，只要在家中进行妥善护理，一般在一周之内就会痊愈。

（2）重症

有少部分孩子的病情发展非常快，出现重症表现。

一般是在发病的 1 ～ 5 天出现脑膜炎、脑炎、脑脊髓炎、肺水肿、循环障碍等，具体表现有以下 3 种。

1）并发中枢神经系统疾病，主要表现为：精神差、嗜睡、容易受惊、头痛、呕吐、谵妄甚至昏迷；肢体抖动，肌肉间歇性痉挛、眼球震颤、共济失调、眼球运动障碍；无力或急性弛缓性麻痹；惊厥。

2）并发肺水肿，主要表现为：呼吸浅促、呼吸困难或节律改变，口唇发绀，咳嗽，咳出白色、粉红色或血性泡沫样的痰液。

3）并发心肌炎，主要表现为：面色苍灰、皮肤出现花纹、四肢发凉，手指与脚趾发绀；出冷汗；心率增快或减慢，脉搏减弱甚至消失；血压明显升高或下降。

这种重症的手足口病患儿，有极少数会死亡；能够存活的，会留有后遗症。

表现出这些重症特征的孩子，一定要立刻送医院，及时救治。

2. 家庭护理要点

下面我们具体来说一下，手足口病轻症的孩子，应该如何进行家庭护理。

（1）做好隔离

由于手足口病具有传染性，所以发现孩子患病后，一定要及时做好隔离。

比较好的方法是，让孩子单独睡一个房间，直至热度降低，皮疹消退，水疱结痂，一般需要隔离2周。

另外，孩子使用过的物品要及时消毒杀菌。衣服、毛巾、床上用品等，可以用含氯的消毒液浸泡；不宜浸泡的物品，如书籍、玩具等，可以放置在阳光下暴晒进行杀毒。

孩子居住的房间要经常开窗通风，保持空气新鲜、流通，另外也要保证温度适宜。

在夏季，每天晚上开窗，白天开空调，关闭门窗，让室内温度保持26℃左右。春秋两季可以白天开窗，晚上关窗。冬季室外空气比较冷的话，可以在早晨开窗10分钟，中午开窗10分钟。

在孩子患病期间，孩子的卧室不要让太多的人进入，家长更不要在孩子的卧室内吸烟，以防污染空气，继发感染。

（2）饮食注意

在饮食方面，需要注意以下几点。

以清淡、易消化的食物为主，比如稀粥、蔬菜、水果等。

多吃蛋白质含量丰富的食物，比如瘦肉、鸡蛋、牛奶。

不要吃冰冷、辛辣等刺激性食物，比如冰激凌、辣椒等。

鱼、虾、螃蟹等海鲜不能吃。

（3）注意口腔清洁

患手足口病的孩子，口腔内会出现疱疹，因此一定要注意孩子口腔内的清洁。

饭前饭后一定要用生理盐水漱口，如果孩子太小，还不会漱口，家长可以用棉签蘸生理盐水，轻轻擦拭孩子口腔内部，做好清洁，防止感染。

还可以将维生素 B_2 粉剂直接涂擦于孩子口腔内的糜烂部位，或涂金霉素、鱼肝油，以减轻疼痛，并促使糜烂早日愈合，预防细菌继发感染。

（4）皮疹护理

除此之外，对于孩子手部、脚部等处的皮疹，也要做好护理。

一定要将孩子的指甲剪短，防止抓破皮疹。如果孩子比较小，也可以给孩子的双手戴上薄厚适宜的手套，这样就不容易抓破患部皮肤了。

如果孩子的臀部也长了皮疹，在孩子每次大小便以后，都要及时清洗臀部，并用一次性纸巾擦干，保持臀部皮肤的清洁干燥。

而手部和脚部，在初期可以涂炉甘石洗剂。等疱疹破溃的时候，可以涂擦 0.5% 的碘附进行消毒杀菌，防止感染。

（5）观察病情

如果孩子的体温处于 37.5 ～ 38.5℃之间，可以通过散热、多喝温水、洗温水浴等方式进行物理降温。

如果孩子的体温达到 38.5℃以上，可以吃一些儿童退热药，比如布洛芬混悬液。

如果孩子出现了我们上面介绍过的重症表现，就要及时送医院抢救。

3. 预防措施

与其等到孩子感染手足口病以后再进行护理与治疗，不如在孩子尚未生病时进行有效预防。

这里给大家介绍 2 种可以预防手足口病的方法。

（1）接种疫苗

目前有一种 EV71 型手足口病疫苗，可用于预防 EV71 感染所导致的手足口病，也是目前唯一可用于预防手足口病的疫苗。

它属于二类疫苗，需要自费接种。

这种疫苗，比较适合在孩子 6 月龄的时候接种，因为孩子在 5 月龄之前，EV71 母传抗体水平还比较高，一般不容易感染手足口病。而 6 月龄至 2 岁是孩子手足口病的高发期。

EV71 型手足口病疫苗需要接种 2 次，间隔 1 个月。

注意：EV71 型手足口病疫苗，因其特性或孩子个体差异等原因，接种后不一定产生 100% 的保护效果。

另外，EV71 疫苗只能用于预防 EV71 感染所导致的手足口病和与此相关的疾病，不能预防其他肠道病毒感染所导致的手足口病。

（2）中药预防

通过中药预防手足口病也是一个比较好的方法。

这里我给大家介绍一个河南省公布的《中医药预防手足口病参考处方》。

> 准备白菊花6克、芦根15克、白茅根10克、生甘草6克。加清水浸泡30分钟，煎煮20分钟，留取药汁200毫升。
>
> 首次服用时，连服1周，每日1剂。
>
> 之后每3日服用1剂，每次服用50～100毫升，每日2次。

注意：以上的计量，适合3～7岁的孩子，其他年龄段的孩子，需要根据年龄，酌情增减。

另外，如果孩子患有脾虚型腹泻，对于以上药方，最好减量或者不使用。

如果孩子经常接触的小伙伴，或者幼儿园的其他小朋友被确诊了手足口病，家长可以采用这个处方进行预防。

麦粒肿：家庭防治小妙招

麦粒肿，俗称"针眼"，是孩子眼睑部位发生的一种急性化脓性炎症。小孩子们由于抵抗力低，经常哭闹、用脏手揉眼睛，使眼睑部很容易受到细菌的侵袭。

1.麦粒肿的分类

麦粒肿分为内外两种：长在眼睑外面的称为"外麦粒肿"，是眼睑皮脂腺或睫毛毛囊的急性炎症；长在眼睑里面的称为"内麦粒肿"，是眼睑睑板腺的急性炎症。

（1）外麦粒肿

初起时病变部位红肿、疼痛，近睑缘处可摸到硬结，形如麦粒，3～5天后脓肿软化，7天左右脓肿自行溃破，脓液流出，红肿消失；有时脓液也可不经穿破皮肤而排出，或因排脓不畅，脓肿自行吸收消退；有些孩子还会伴有耳前淋巴结肿大、触痛，甚至有怕冷、发热、全身不适的症状。外麦粒肿化脓后如任其自破排脓，常因瘢痕收缩而引起眼睑变形、外翻，上下睑裂闭合不全等后遗症，所以应引起注意。

（2）内麦粒肿

因其炎症部位被牢固的睑板组织所包围，脓肿有时看起来没那么严重，但非常疼痛，炎症持续时间也较长，严重时炎症侵犯整个睑板组织，形成眼睑脓肿。同时，患侧耳前的淋巴结肿大，有压痛。患病数天后，在眼皮里面出脓头，排脓后即告痊愈，脓肿消失。

无论是哪种麦粒肿，脓肿内都有丰富的淋巴管和血管网，且直接和颅内的血管相通，如果用力加压挤脓，细菌和毒素容易倒流回颅内，引起眼眶蜂窝织炎、海绵栓塞等严重并发症，重者可危及生命。所以，家长要切记，麦粒肿不可挤压，也不可用针去挑。

2. 麦粒肿的护理与治疗

（1）护理

为了减轻疼痛，在孩子患病的急性期，家长可用冰水浸毛巾敷眼皮止痛；在慢性期（发病初期），可用温水蘸毛巾热敷以加速排脓，每次敷 5～10 分钟，每天 4 次。

或者家长也可用手按住孩子眼尾向上牵拉，这样可以打开阻塞的皮脂腺，让成熟的脓加快排出。

脓头破溃排出脓液时，可先用消毒棉球吸净脓液，再用清洁小毛巾或消毒棉球蘸冷开水擦净。

（2）治疗

麦粒肿早期时，如果能及时治疗，往往能够通过局部治疗来控制其发展。

轻症时：治疗时常在白天滴消炎眼药水，如利福平、托白士、泰力必妥等；晚上入睡前涂消炎眼膏，如金霉素、红霉素眼膏等。通常，这样的麦粒肿数日就会消退。

症状加重时：若积脓无法自行流出，脓肿持久不退，则需要手术切开排脓；若排出脓液后，眼睑又开始红肿或眼睑边缘发红，可能是并发了睑缘炎，应尽快让孩子接受治疗。

此外，若麦粒肿持久不愈，家长要警惕孩子患上其他眼部疾病。麦粒肿反复发作或出现多发性麦粒肿（一只眼睛上长 2 ~ 3 个麦粒肿），家长应当带孩子去做全面体检以查明病因，结膜炎、睑缘炎、糖尿病或消化道疾病都可能引起眼部化脓性感染。

3. 麦粒肿的预防

要预防麦粒肿，最重要的一点是培养孩子正确的用眼习惯。告诉孩子不可用脏手揉眼，不要让孩子看电视过久，更不能熬夜，以免用眼过度，最重要的是保证足够的睡眠。

家里也要注意卫生，常开窗通风，孩子的毛巾要单独使用并常在太阳下晾晒。

孩子患了麦粒肿或易患此病时，饮食要注意清淡，多吃蔬菜、水果，避免高油脂、高热量的食物，以保持大便畅通。多带孩子到户外活动，增强体质，也能增强抗菌能力。

扁桃体炎：是否要手术治疗

扁桃体位于咽喉部位，是为我们看守大门的忠诚"卫兵"。它是人体对抗感染的一道重要防线，一旦病菌入侵，扁桃体马上会做出反应——红肿、疼痛或发热，告诉我们要注意休息了。但如果孩子的扁桃体经常发炎、肿大，影响到了进食和呼吸，用药的效果也不明显，爸爸妈妈该怎么办呢？

孩子的扁桃体炎是很多家长心里的一个"疙瘩"：切了吧，扁桃体可是人体的第一道防御关卡啊；不切吧，它又反复发炎，让孩子遭受炎症的折磨。

1.扁桃体的用处

扁桃体内有淋巴组织、浆细胞和参与细胞免疫的 T 细胞、B 细胞，能产生各种免疫球蛋白和特殊抗体，还能分泌干扰素，抑制细菌生长。

它的免疫功能在 3～5 岁孩子的身上表现最为活跃，5～6 岁以后，其免疫功能会逐渐被其他器官所取代。

所以，对于 5 岁以下的孩子，切除扁桃体要慎重；对 5 岁以上的孩子，可根据自身情况选择是否进行切除手术。

2. 扁桃体炎的症状

因为 1 岁以下的孩子扁桃体还没有发育完全，所以扁桃体炎发生的概率更高。

扁桃体炎分急性期和慢性期。

急性期先是喉咙痛、发热，随着体温的升高疼痛也会剧增，继而出现吞咽困难、颈部淋巴肿大、腹泻，持续 5～6 天后症状逐渐消退。

慢性期的表现为淋巴红肿数月不消，咽喉疼痛反复发作，也可有口臭表现。

慢性扁桃体炎是急性扁桃体炎反复发作导致的，即使急性期症状消失，扁桃体仍肿大。

引发扁桃体炎的多为 A 族溶血性链球菌，少部分是病毒，它们的主要区别是看扁桃体上有无脓性分泌物。

3. 扁桃体炎的用药

治疗扁桃体炎，一定要对症用药。

急性扁桃体炎：若由细菌引起，一般采用抗生素，如青霉素，治疗 7～10 天；若由病毒引起，多用消肿利咽、清热解毒的药物，如金银花、连翘、野菊花等。

慢性扁桃体炎：可以考虑使用西瓜霜含片或西瓜霜喷剂之类的中成药治疗，切忌滥用抗生素。

4. 扁桃体炎的手术治疗

那么出现了哪些情况需要实施扁桃体切除手术呢？下面是美国儿科学会给出的意见，供家长们参考。

（1）推荐进行手术的情况

1）扁桃体（或腺样体）严重肿大，影响孩子的呼吸，导致肺部氧气和二氧化碳的交换出现障碍（一个特征是呼吸在睡眠时停止几秒钟）。

2）如果是因腺样体肥大引起呼吸困难或吞咽困难，甚或严重的语言障碍，推荐进行单纯腺样体切除术。

（2）进行手术是合理的，但并不紧急的情况

1）感染严重，导致扁桃体后方或周围有脓液积聚。

2）扁桃体炎症发作，应用抗生素治疗6个月，症状没有完全消失。

3）扁桃体（或腺样体）非常大，出现吞咽或呼吸困难，或只能张口呼吸且睡眠时鼾声特别大。

4）孩子1年发生7次以上严重的咽喉肿痛并伴有链球菌感染或其他严重体征：扁桃体上或咽喉部覆盖有脓液，颈部淋巴结肿大、触痛，体温高于38.3℃；或者每2年中的1年内有5次类似发作；或者每3年中的1年内有3次类似发作。

儿童扁桃体切除术，是儿外科常规的手术，其成功率比较高，目前还没有发现扁桃体切除后对成人或儿童产生什么明显的不良影响。若确实需要切除扁桃体，家长也无须有太多顾虑。

5. 扁桃体炎的预防

易患扁桃体炎的孩子应该注意口腔卫生，养成每天早晚刷牙、饭后清水漱口的好习惯。饮食上宜清淡，不吃油炸、辛辣刺激性食物。

此外，用淡盐水漱口对常患扁桃体炎的孩子很有好处，以微感咸味即可，每次漱口 5 分钟左右，既可洗涤扁桃体上的炎性分泌物，又有利于减轻咽喉部的水肿充血及其疼痛感。

【健康时间】看舌知疾病

舌与内脏有着密切的关系，当内脏出现病变时可以从舌质、舌苔、舌形等方面显现，所以中医又认为舌是外露的内脏。舌是反映疾病的一面镜子，家长经常观察孩子舌的变化，可以推测孩子的身体状况或疾病的轻重。

1. 舌苔变化的提示

正常孩子的舌苔薄白而滋润，舌质润而呈淡红色，舌体活动灵活，但在疾病状态下，舌表面会有很多变化。

★ 舌苔厚腻→消化系统问题

如果孩子的舌苔厚，舌质红，苔白腻，有一层厚厚的黄白色垢物，大便秽臭干结，口中有秽臭味，说明孩子的消化功能紊乱，有消化不良引起的食积。

此时，要注意让孩子多吃清淡和粗纤维的食物，促进排便，并可适当服用一些助消化的药物。消化道功能紊乱时，若长期大量应用抗生素还会出现"黑毛舌"，即舌苔厚腻，苔上丛生黑毛。

★ 舌苔厚白，舌质发红→感冒或上呼吸道感染

若孩子舌面上有一层较厚的白色苔，舌质发红，很可能是处于感冒初期、上呼吸道感染的早期或一些传染性疾病的初期。这些疾病会导致发热，随着病情的发展舌苔会变成黄色，表明体内

热象明显。

这时要多给孩子喝水，饮食以清淡的流质食物为主，并及时为孩子治疗引起发热的疾病。

★舌苔干燥→腹泻脱水或高热不退

若孩子舌苔干燥，可能是由于腹泻而脱水或者高热不退；但若为黑色苔且干燥得像河底裂开那样，舌质变成红绛色带有芒刺，说明孩子有严重的腹泻伴有脱水或长期处于高热的重病状态。

此时，要给孩子及时补水，并尽快治疗腹泻和高热。

★地图样舌苔或剥苔→过敏

有些孩子出现很典型的地图样舌苔或剥苔，很可能是患有某些过敏性疾病。

此时，家长要及时发现，找出过敏原，避免孩子出现过敏现象。

2. 舌体变化与疾病

★舌头呈紫色→血液循环有问题

如果孩子舌头呈紫色或有紫色斑块，这是血液循环发生了问题，说明机体缺氧，多见于新生儿窒息、先天性青紫型心脏病。

★舌质淡→贫血

孩子舌质比正常人的淡，提示有血色素明显降低，可能患有贫血或白血病。这些疾病要及早发现，尽早治疗。

★镜面舌无苔→热盛

若孩子出现"镜面舌"，即舌面无苔，光滑如镜，同时舌质为红绛色，说明热盛伤阴。

若舌光而舌色淡，说明气阴两伤；若舌光而形色枯萎，说明患有元气耗伤的重症疾病。

★舌面有白点→肚子里有虫

如果孩子的舌面上有白点，并且嘴唇上也时常伴有，这可能是因为孩子肚子里有虫，家长发现后要按医嘱为孩子驱虫。

3. 舌体的不同状况

孩子舌头的活动不正常通常也是由于一些疾病的缘故，如舌体强硬，活动受限，多见于脑炎后遗症；舌常外伸，久不回缩，多为甲状腺功能低下引起的呆小症；舌反复伸出舔唇，旋即回缩，称为弄舌，常见于先天愚型。

4. 疾病变化时，舌头的变化

有时在一些疾病的发展过程中，舌头也会有动态变化。当舌质由淡红转为红绛，说明热证由浅入深；当舌苔由白转黄，说明寒证转为热证；当舌苔由黄转灰，表明病情加重；当舌苔由无到有，表明消化功能逐渐恢复；当舌苔由薄转厚，说明消化不良加重；当舌苔由厚转薄，说明胃肠消化功能恢复或咳痰减少。

5. 一些假象

但家长也要注意，有时舌头的异常现象只是因为吃了某些食物而出现的"假象"，并非孩子生病。

舌苔状态	原因
白色	刚喝过牛奶
黄色	吃了橘子
黑色	吃过橄榄

此外，当孩子嘴唇干燥、口腔黏膜较少、嗓子发炎时，也会出现吐舌头的现象。家长遇到时，不要过于惊慌。

注意：舌头的变化只能作为判断某些疾病的提示，如需进一步确诊，还需到医院做系统检查。